因為愛，所以看見

從失智到高齡退化照護，學習以勇氣面對

陳乃菁 醫師————著

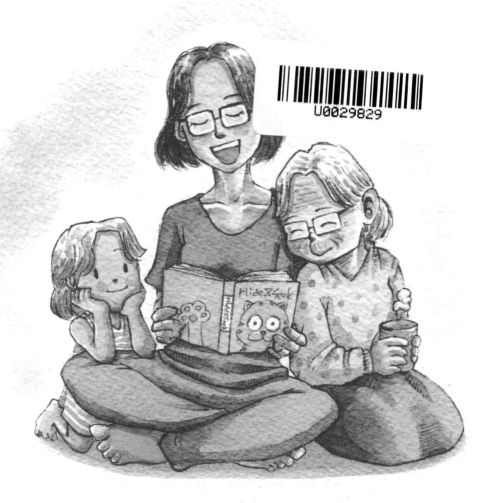

目錄 ·····

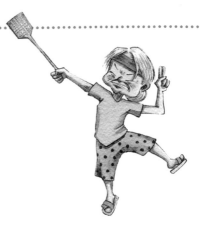

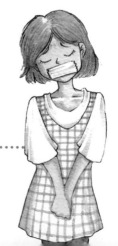

醫者，看病更要看生命

陳乃菁

　　高齡化浪潮下，面對認知症（又稱失智症，本書同時使用這兩個名詞指稱同一種疾病）這個目前尚未能藥到病除的疾病，全世界都還在摸索，即使投入該領域，我也還是且戰且走、邊做邊學的一員。比較幸運的是我看過的照護現場更多，這些年來透過與患者、家屬、照顧者的互動，看到了太多形形色色的人情故事，而這些尚在與認知症奮戰的家庭、或已經從照護過程中畢業的朋友們，都在我的心底不曾遠去，是無數的身影用自己的生命教導了我許多重要的事。

　　首先，我學會了當一名醫師不僅僅只是「看

病」，更要學會「看人」，看見患者更要看見照顧者。唯有把「人」看清了，我們才會理解家屬照顧困難且病人有非常多問題行為的真正原因，而這些問題往往是決定認知症照護效果的關鍵因素。

我也學會成為一個醫者，習慣性被稱為「醫生」，可是許多時候我們也要懂得「死」，更正確的說，是如何以醫者的身分陪伴認知症患者與家屬從生走到死這段過程，讓這段路減少崎嶇、增添平穩、盡可能生死兩相安。

凡此種種都是我在這些年摸索過程中的珍貴獲得，於是有了這本書，這不是我「看病」的紀錄，我更願意說這是一本「看生命」的書；其中紀錄的不只是認知症，更是一個個關於生死、愛與悲傷以及付出與學習的故事。所以這

不只是為認知症患者與照顧者所寫的故事書，更期望所有人都能透過閱讀這些真實故事獲得一些理解與力量。

本書的完成，我想感謝每個願意跟我分享疾病之外的生活甘苦的病患及家屬們，本書內容取自照護現場真實發生的故事，但為保護患者與家屬隱私，文中做了必要的修改。我還要謝謝長庚醫院的王植熙院長、龔嘉德副院長、藍國忠副院長、李建德副院長、林祖功主任、陳廷耀主任、莊曜聰主任、陳尚德醫師、賴向榮醫師、吳明恭醫師、梁子明營養師、高雄市失智共照中心（長庚）夥伴們、高雄長庚智能與老化中心的成員們，以及許許多多受限於篇幅無法在此一一列出的先進與朋友們。

我也想說：披上白袍的我看顧一個個病患家

庭，但與此同時我也為人女兒、妻子與母親，所以我要謝謝最親愛的媽媽自幼給予的護持與教導，謝謝我的先生一路支持，以及我可愛的兒子女兒們給我愛和溫暖，工作的忙碌讓我不免縮減了與家人相處的時間，唯望我的努力能為下一代創造一個更美好的社會。

基於這樣的理念，我以無償的方式將這本書的內容捐出後經台灣失智症整合照護暨教育發展協會出版，幫助協會可由此獲得經費做為認知症教育與推廣活動之用，讓我們一起透過買書表達對理念的支持、透過讀書來傳達理念，與此同時還能對現今與未來的認知症患者和家庭伸出援手。所以，最後讓我以最誠摯的心，感謝每位購買書籍的讀者們，謝謝您與我們站在一起，讓我們為認知症照護共同努力。

透過閱讀瞭解愛

王植熙　高雄長庚醫院 院長
龔嘉德　高雄長庚醫院 副院長

　　每回接到乃菁醫師赴國外參訪長照單位時傳回的一堆照片，大家心裡總忍不住好奇這個小妮子怎麼會有這麼多的時間和精力做事？更難得的是每件事都做得很快樂？

　　陳乃菁醫師是高雄長庚醫院神經內科的主治醫師，說她是小妮子，其實她於私是個大家庭中的忙碌媽媽，於公除本身醫療專業外，還身兼本院智能與老化中心主任與高雄市失智共照中心執行長。每日繁忙公務之餘還透過社群媒體與數百個病人與家屬聯繫，積極提供最即時的醫療協助，更不要說她還同時接受老年醫學

專科訓練，以及科內的教學及研究工作亦持續進行。

當大家好奇她的動力到底是來自哪裡，看完這本書後就恍然大悟了。

說起來目前市面上大部分的書籍在描寫認知症（又稱失智症）時，多從講述趨勢和教戰守則出發，著重在告訴讀者們未來台灣失智人口數將以平均每天增加 36 人、每 40 分鐘增加 1 位失智者的速度成長著，以及我們應該如何處理等等。這些當然都是重要的資訊，但不免讓一般民眾多少有隔閡與不易親近之感。

還好我們有了乃菁的書，在她筆下，認知症不是冷冰冰的數字，而是一個個感人的故事，幫助讀者就像看電影一樣，從醫師的角度出發，帶領我們一步步進入家庭，實際面對因認

知症所發生的問題。

從故事本身出發，而後用「乃菁醫師小教室」節錄重點的方式幫助認知症照護者可以快速地在很短的時間裡，從文章中獲得照護理念的核心思維、簡單易懂的實施方法、以及可以如何嘗試去做的建議。

這本書給讀者的不只感動，還有實用的照顧方法。每個人都可以在文句中找到乃菁想傳遞的重要理念，例如：「只有看見真實和擁有全面的理解，認知症醫師才能給予患者與家屬最到位的協助。」我們看到了一位好醫師的細心和用心，也看到乃菁令人動容的一面：知識的擁有不是為了奪取利益，而是拿來做奉獻的。

在乃菁的筆下，很多認知症的家庭都在溺水窒息，唯有愛始能救濟。她告訴我們愛在哪

裡：愛在團隊同仁間的分享打氣，愛在乃菁娓娓道來一個個愛的故事裡。愛在十年持續為認知症母親錄影的家人身上，所以她說：「除了看見勇氣外，我看見更多的是因為愛。」她更提醒我們要愛護所有的照顧者，千萬不要忘了外籍移工，因為「我們要主動給出愛。光期待一個不被愛的人來愛護我們，那又怎麼可能呢？」

愛是理解，愛是接受與包容；愛是一起努力，愛也是放下。

我再次體會到徐超斌醫師所說的：「愛，不是我們要去的方向，而是我們出發的地方！」

看完這本書後，我明白乃菁找到了快樂的祕訣：找到一個比你更重要的信念，並把終生奉

獻給它。一如泰戈爾所說：「相信就有力量，
信念是鳥，它在黎明仍然黑暗之際，感覺到了
光明，唱出了歌。」

　　每個人都應該讀這本書，不只是為了要了解
認知症，更因為要了解愛。

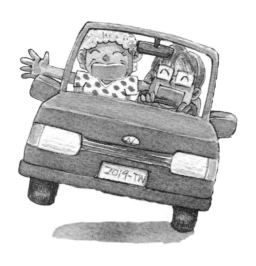

因為愛，
我到宅醫療

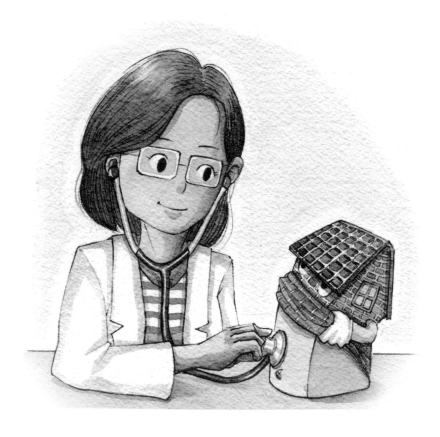

在醫學中心內，有冷氣、有電腦，吃喝拉撒各項生活機能都很方便，對幾乎要以醫院為家的醫療人員而言，是可以全心全意投注於工作上的完備環境。於是乎，只要一走出院外，經歷了風吹雨打、日晒雨淋，總讓人不免喊苦。但我還是堅持想要走出去，這幾年也一直熱衷於推廣居家醫療。

居家醫療，又稱為「到宅醫療」或「在宅醫療」，簡言之，就是由醫護人員走進患者家中提供協助。認知症照護上還是存在到宅醫療的需求，我不但是自己做出興趣，還常鼓勵後進晚輩有機會就去做做看，特別是有意往認知症專業發展的醫師們更該如此！

說起來，到宅醫療惠我良多。讓我領悟到，原來在診間內聽到家屬和患者所述，並非全面

的故事。我們見到走入診間的他們衣著整齊，但這也許不是他們最真實的樣子。只有看見真實和擁有全面的理解，認知症醫師才能給予患者與家屬最到位的協助。

有個例子是這樣的，一位八十幾歲的阿嬤罹患認知症，與兒子、媳婦一同居住的她，平日老是跟親友哭訴媳婦不給她肉吃，已出嫁的女兒對大嫂自然產生怨懟，但也不好指責，於是拐著彎帶老母親出去吃館子，叫了滿桌的好菜，還特意打包媽媽愛吃的肉類餐點，交代她晚上拿出來熱一下吃。

當晚，女兒抓好吃飯時間，特意打電話給母親問說有沒有把肉拿出來吃，老母親還是哭訴著說：

「沒有，我都沒有肉可以吃！」

這下子，做女兒的可忍不住了，滿腔怒火立刻衝到哥哥家，進門一看卻傻眼了，嫂嫂煮食的一桌好料，有魚有雞的確是不需要再把中午打包的豬肉特意拿出來加菜。原來，母親真的是認知功能有問題，做女兒的立刻理解到，多年來自己都誤會大嫂了，同時也終於明白，認知症患者就是會有這樣的問題行為，所以耳聞不見得可信，眼見為憑才最正確。

我也面對過這樣的急轉彎時刻。有位患者長久來都是由女兒帶來看診，母女倆總是外觀整齊、應對正常，我自然而然認為，這個家庭功能應當良好，常是開了藥就讓她們回家去。後來我開始執行到宅醫療，來到阿嬤家門口，打

電話通知女兒我們到了，沒想到等了半天門還是不開，十幾分鐘後才見到女兒氣喘吁吁的自我們背後出現。

「原來妳們沒住在一起啊？」我詫異道：「我以為媽媽主要都是妳在照顧呢。」

一進門等著我的是更大的驚嚇！眼前屋內只有阿嬤在，同住的兒子和媳婦一早就去上班了，直到晚上六、七點下班後才回來，這期間阿嬤都是自己一個人，簡直是半獨居狀態，會發生什麼意外誰也不知道，那天我們就看見，阿嬤斜掛在床欄邊，幾乎快要跌下來了。

透過到宅醫療，我彷彿拿掉戴了多年的有色的眼鏡，頭一回清晰的看懂阿嬤的狀況，難怪她常送急診，狀況也不好控制。自此之後，我

關心的方向有了大轉彎，如何用藥已經不是重點，這個家庭更迫切需要的是照顧上的援手。於是我建議他們申請居家服務，有居服員到家服務，讓白天只有阿嬤在家的時間不要那麼長，也能給在外為生活忙碌的家屬多點安心。

後來，阿嬤的狀況有進步，我建議送阿嬤到日照中心，讓阿嬤出門活動，與人互動好過自己一個人關在家裡面對牆壁。這些建議都很重要，但若我只坐在診間，可能是永遠都不會想到的。

對認知症家庭來說，還有另一種到宅看診的需求。有些患者可能已經惡化到無法出門，光依賴家屬的判斷也無法做到最好的醫療決策。

多年前，我曾遇過這樣一個家庭，當時女兒

為了父親來找我，她懷疑父親罹患了認知症，
但多年來都無法將父親送醫診斷。我和她稱得
上是朋友，於是她很坦白的告訴我，父親都不
穿褲子，根本無法帶出門。

「我們想請外籍看護來照顧爸爸，但這需要
醫師的診斷證明，你可不可以幫忙到我老家看
看？」她滿眼渴求，看得出來是走投無路了才
出此下策。

既然是朋友，我當然義不容辭。一踏入她父
親的居所，眼前狀況比我預期的還糟：環境髒
亂不堪，獨居的老父親一個人呆坐在椅子上，
身上散發出好幾天沒洗的酸味，而他的確無法
離開家門到醫院，因為他強烈拒絕穿褲子，下
半身包著尿布。他有時會便溺在尿布內，有時
則會解開尿布，走到哪裡尿到哪裡。我不用問

診就知道阿公的退化程度不輕，因為他會跟電視螢幕裡的人影對罵，已經無法理解電視等生活用品的功能，也分辨不出真實和虛幻世界的差別。

我心中雖然詫異，這個家庭怎麼會讓父親退化到這個程度還沒就診？但這非當下要討論的重點，關鍵是盡快為這個家庭安排居家護理，先把阿公的健康狀況拉起來。就這樣，阿公終於進入醫療照護網絡，狀況也逐漸有了改善。

幾年後我又遇到阿公，這次的場景則是在診間，三個女兒推著輪椅把老爸爸帶進來，急切的對我說，他已經好幾天不吃、不喝、不動也不說話。她們憂心忡忡，考慮是否需要透過鼻胃管強制餵食。

那時已近下班時間，我不好勞動他人，就拿

了鼻胃管打算自己處理，沒想到還沒放一半，阿公就突然舉起手，用微小但清楚的聲音說：

「我寧願死都不插！」

原來阿公可以聽得懂也能對話！我大吃一驚，而他的三個女兒受到的衝擊更大，全都哭了出來。

既然患者的意思如此，那我們就取消鼻胃管的放置，但在他們回家前，我還是幫阿公抽了血檢驗。幸好有抽血，隔天一大早見到檢驗結果，我急著打給家屬，請她們馬上送父親從急診進來住院，這麼久沒進食畢竟還是不行的，檢測數值明白顯示，若再不想辦法讓他吃東西將性命堪憂。

住院期間，阿公蒼老的身軀讓人看了心酸。他被強制插上鼻胃管，又為了怕他動手拔除，

雙手都被綁在床欄上，但即使這樣違反他的意願，健康狀況還是沒有明顯的進步。家屬告訴我鼻胃管一直有水流出來，讓我疑心是不是胃有問題，於是建議照個胃鏡看看。

這一照就找到答案了。原來阿公腦部罹患認知症，腹腔卻被癌細胞阻塞，並非認知症引起無食欲，而是癌症導致的無法進食。這樣的結果，讓後續的醫療決定有的重大改變，改接受安寧療護，阿公最後安詳離開了人世。

我常想起這個家庭，以及無數個打開大門、接受我去拜訪的家庭。他們讓我見到不同的樣貌，從富裕到貧困、從大家庭到獨居，形形色色都有。相同的是，到宅醫療能幫助我發現問題。而看得愈多，我愈發現我看的不只是病，

更是人世間的悲歡離合。這個過程往往辛苦且舟車勞頓，從捷運到計程車，各種交通工具我都搭過，想盡辦法就是要進到患者家裡去。

　　到宅醫療絕對是未來台灣社會的重要議題之一，希望能有更多醫護人員願意投入這個領域，讓大家能體會到，我們推開的，不只是一扇鐵門，而是一扇心門，是家屬基於對患者的愛、於是鼓起勇氣為我們開門，所以我們不只是踏入一個家庭，更真實的意義是，走入他們的心。

在診間和病房看到的病患跟家屬，和真實狀況大多有很大的差異，所以比起坐在診間看病，醫師若走入患者家庭，所給的幫助就能更貼近家庭的需求。

而且這過程中，有所獲得的並不只是患者，醫師有幾次到宅看診的經驗後就會發現，病患與家屬在家中都頗有發揮巧思、靈活運用的本事，常會把日常生活中的不起眼的物品拿來改變用途，變成照顧長輩時好用的工具。也往往能體會，患者與家屬每次從家中到醫院來看一次病，坐在醫師面前只有短短幾分鐘，但這一趟路途有多遙遠

和辛苦。

　當然家屬若真想讓醫師看見真實的狀況，也不見得一定要透過到宅醫療。特別是照顧認知症患者，有時候在問題行為發生的當下，就可以利用手機拍照或攝影的方式記錄下來，等到診間時再讓醫師觀看，這就更能確切掌握醫療的方式。

因爲愛，
所以不要放棄自己

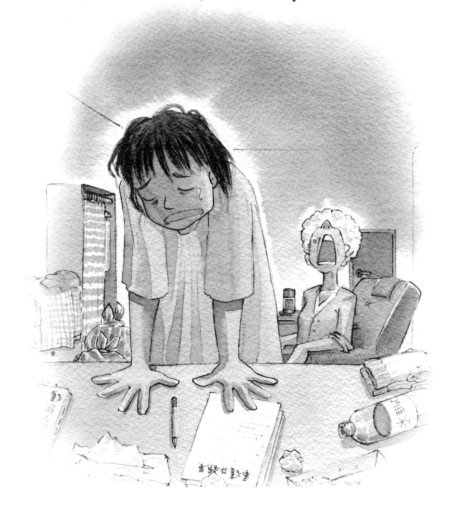

認知症門診有個很有趣的現象：表面上看起來我們是在照顧患者，其實認知症患者要好，照顧者一定也要好。所以我們真正照顧的，往往不只是患者一人，更多時候是患者與照顧者，有時候甚至連全家人的狀況都要了解，只要有家庭問題就會影響全家人。

在照顧這個疾病的過程中，我真切體會到「共好」的意義。

只要家中有一個人不好，這個家庭就會有其他狀況出現。而我們覺得，認知症病人變傻、變笨了，其實並不全然如此。因為患者的腦袋判斷力、邏輯思考力的確有衰退，但與此同時，我們身而為「人」的動物性本能，卻開始增強，反而會對家庭氛圍異常敏感。患者常常會是所有家庭成員中，第一個對緊張情緒有所

感受的人。

依我淺見，這也是認知症照護和高血壓、高血糖這類生理現象監測門診最大的不同：我們不能只是看數值，叮囑一下就結束了。我們必須透過觀察、談話然後發現問題。而且不能只看病人，還要注意照護者的狀態，往往會發現，照顧者的問題比被照顧者的問題更棘手。

說到這裡，浮現在我腦海的就是梁小姐。多年的音樂教育讓她保有獨特的優雅，每回都是她帶媽媽來看診，梁媽媽和她站在一起可說是氣質相近的姊妹花。幾回後我們熟了，我才知道梁小姐是家中最小的女兒，上面有哥哥嫂嫂，但未婚的她就跟國內眾多家庭一樣，好像大家很自然的認定未婚者就是承擔照顧責任的

那個人。

　坦白說，梁媽媽不好照顧，她給家人的情緒壓力常年下來只有多沒有少，已婚的兒子們可以逃離原生家庭，嫁進來的媳婦也能保持距離，只有梁小姐怎麼樣也離不開，而她又一直無法獲得家人足夠的支持。從她拍攝的手機影片中，我看到外貌看來優雅的梁媽媽，在家中的真實狀況原來是邋遢的，居住環境混亂不堪，卻不准女兒做任何改變。

　可想而知，長年下來她給女兒的壓力有多大。到後來，梁小姐的身體真的承擔不了，檢測出癌症跡象。即使在這樣的狀態下，她考慮的還是母親怎麼辦，因為其他手足是沒辦法接過去照顧的。當她在診間和我談起化療期間母親的照護問題時，坐在一旁的梁媽媽突然冒出

一句：

「妳如果送我去住安養機構，我就會讓妳後悔莫及！」

那語氣中的苛刻，著實讓我嚇了一跳。我這才體悟到，原來認知症可以把人改變成這個樣子：連我們認為理所當然的母女天性都可以磨蝕殆盡。梁小姐卻恍若為聞，淡淡的對我提起，母親在初次聽到她確診癌症時就已經發作過了。那時梁媽媽的第一反應不是關心女兒，而是視她的病症會給自己添麻煩，甚至嚴厲的警告女兒：

「妳如果讓我難過，我會讓妳更難過！」

我知道梁小姐身心俱疲，但即使在這樣的狀態下，她還是硬撐著為母親的將來打算。而我，更擔心的卻是她。因為過勞的她似乎隱約

間把癌症視為終於可以逃離照護重擔的契機。
當然清官難斷家務事，但我還是忍不住勸她要
好好照顧自己，該放手的就要放手。我不想放
棄她，因為在她冷靜的外貌下，我看見的是一
個多好的女兒，她對母親的愛比對自己的愛還
要多，多到甚至忘了要照顧自己。

　　我是患者的醫師，但我不能放棄照顧者，即
使照顧者自己都想放棄自己。
　　我希望我們一起找方法，共同度過難關，期
望照顧者都能明白，沒有誰是應該被放棄的，
每個人都值得被愛。

乃菁醫師小教室　　　　家屬支持團體・喘息服務

每回聽到照顧者忿忿的說：「等我倒下，看下一個誰來照顧。」這樣的話，都讓我好難過，感受到他們的精疲力竭，但也像是要用自己的生命來讓別人感受遺憾，卻忘了兩敗俱傷其實對大家都不好。

從我的角度來看，有時候是照顧者被自己建構的世界框住了，只要真正卸下心防與其他家人好好溝通，就算有成見，還是有帶來改變的可能。我發現，認知症患者的家庭常出現兩種極端，一種是自照顧工作開始後就家庭破碎、分崩離析。另一種則是因為照護，家人反而緊密連結，感情

. . . .

更好。期望是前者少一點、後者愈來愈多，讓生病這件事成為一個讓家庭變得更好的契機。

目前有許多單位都積極為照顧者提供支持團體，經常是免費參加，帶領照顧者做身心放鬆的活動，讓他們在平日辛勞的照顧負擔下能透透氣。照顧者們也要記得給自己一點放鬆的機會，搭配喘息服務，讓照顧服務人員來家中照顧患者，這樣就可以有幾個小時屬於自己的時間，就算是放鬆發呆都會很幫助。

要記得，照顧者要健康，才有體力照顧生病的人；照顧者要先有好心情，才能讓被照顧的人快樂起來。

. . . .

因為愛，
不讓你迷路

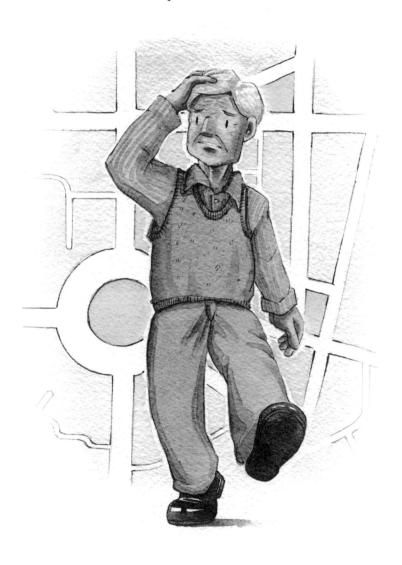

對認知症的照護者來說，有兩個字絕對讓人聞之色變：迷路。

近年國內長照領域借用日本的名詞，指稱這個現象為「失智失蹤」。無論名稱為何，總之認知症患者最怕迷路，一旦迷路，若沒在短時間內找回來，就容易發生無可挽回的悲劇。

其實很多人不理解，為什麼迷路會對認知症患者的性命產生危險？他們想像中的老先生、老太太年老力衰，即使離家了，應該也走不了多遠吧。許多人不知道的是：認知症患者可能是腦部功能有問題，但肢體上還是很靈活，可以一直走、一直走，他們不知道要問路、也不會主動停下來。

我受過認知症訓練，讀了不少書，我也知道他們會迷路、失智症十大警訊裡有「迷路」這

個選項，但年輕時的我對於「定向感不好」到底是什麼意思，卻還沒有真正的理解。直到老兵爺爺說了他的遭遇後，我才解開了長年的疑惑。

我叫他老兵爺爺，因為他歷經戰亂歲月，手臂上有很清楚的「反共抗俄」刺青，活生生是歷史課本上走出來的人物。他在診間對我說起迷路那天的狀況：

「醫生啊，這些年我走過那個平交道都不知道多少次了，可是那天啊，不知道為什麼我突然想不起來回家是要左轉還是右轉，想了半天，愈急愈想不起來。剛好這時候火車來了，我想起來我家是火車頭的方向，所以想著，只要跟著火車走就好了呢。」

「原來這就是所謂的定向感不好。」我邊聽邊在心中默默的想。因為老爺爺不問人，自以為判斷得很好，結果當然是迷路了，因為當下他已經忘了火車前後會各掛一個火車頭，所以跟著火車頭走的他反倒愈走離家愈遠了。

王阿姨也有類似的狀況，她有認知上的問題，但程度還算輕微，在肢體活動上也還算方便，於是每個月上台北一次，去見見自己養大的孫子。高雄的家屬送她搭高鐵北上，想說只搭一趟車沒有多難，也就讓她自己行動，於是給了她手機，然後告訴她到台北後從哪一個門出去，住台北的兒子就會開車到那裡等她。

幾回這樣下來都沒問題，但那天，王阿姨的兒子一如往常路邊暫停，不熄火、好方便一

接到人就開走。奇怪的是左等右等就是不見人影，做兒子的打了好幾通電話，但響了半天都被轉入語音信箱。他心急如焚到處找，都要去報案了，還好此時他的手機鈴響，電話那頭是一群高中生。

原來，王阿姨雖有帶手機，但不知道為什麼，手機轉為靜音，抵達台北的王阿姨忘了兒子要來接她，下高鐵後很自然的轉去搭公車，卻又一不小心下錯了站。她眼前都是沒見過的街景，心中非常茫然，病症影響了她的判斷能力，壓根沒想過可以開口問人這件事，只能沒有目標的一直往前走。

還好走著走著，一群剛放學的高中生經過，看阿姨滿頭大汗、神色慌張，看來就是狀況不對，好心的上前詢問是否需要幫忙。他們找到

阿姨的手機，一打開就是數十通未接來電，回撥後立刻聯絡上王阿姨的兒子，這才避免了一場尋找失蹤人口的緊張戲碼。

我為王阿姨開心之餘，難免想起她身為女性還是有幾分優勢的，因為我們的社會見到神色慌張的老太太通常會樂於伸出援手，我有一位男性患者很遺憾的就沒有好結局。他自楠梓區離家到在小港區被找到只不過兩天時間，但在這不知所蹤的兩天裡，他都沒有喝水和吃東西，自然也不懂得開口問路或求助，更糟的是那段時間大雨不斷、氣溫非常冷。很遺憾的，被找到時候的他，已是一具冰冷的身軀。

我常常想起他：這兩天他一定很害怕吧，因為沒被好好照顧、只是機械似的一直走路，於

是全身必然是又髒又臭，認知症患者又可能面無表情，看起來就是拒人於千里之外的樣子，於是社會大眾誤以為他是遊民而不想靠近。再加上他是男性，大家對於男性遊民會多懷抱一份戒心，總怕惹麻煩上身，於是他獲得協助的機會就更少了。

但每個認知症患者，都還是我們這個社會的一份子啊！每個失蹤身影的背後都有焦急的家屬不停的尋找，放不下的都是愛。有的可能很慶幸能找回來，但也可能自此懷抱萬分懊惱，當初為何自己一轉頭就讓人不見了？從此就是大街小巷不停來回找，一顆心掛著，即使過了再多年，還是飄在半空中不得安穩。

要避免這個現象，除了需要家屬警覺地看護著，同時使用包括指紋捺印或 GPS 定位等

諸多方法，來避免患者走失。但是否有可能同時，我們的社會也能做到文化的改變呢？例如：成長階段中就要培養「勇於承認自己的能力有限」、「需要幫助時不怕開口」，讓這些習慣一直維持到老，甚至罹患認知症了都還能保有，成為助己的本能。更大的期望，當然是社會大眾要對失智失蹤現象有所認識，願意主動關心身邊的人。只要做到這樣，我們就會成為彼此的安全網，遺憾就可以少一點、愛也可以更長久。

認知症患者除了走出家門的迷路外，有時他們即使身在家中，也會忘記自己是誰、或在家中的角色是什麼，這也是一種迷路。但比起後者，迷失在大街小巷中當然更令人擔心。

家中有認知症患者，訓練方向感，背誦家中地址，其實是沒有效果的。模擬時，問患者迷路要打什麼電話、要找警察……等等，他們可能應答如流，但往往不經意時，就發生了走失事件。

我們當然期望將周遭環境都建立成失智友善社會，但在長遠目標達成前，有以下**避免認知症患者走失的方法可參考：**

- 申請愛心手鍊。
- GPS 定位。
- 到警察局進行指紋捺印。
- 在隨身衣物內標註聯絡方式。
- 更新患者身分證照片，方便警方進行人臉辨識。
- 每天檢查患者的手機是否正確開啟，而且不是震動的方式，必須要清楚聽見來電聲響。若長輩沒有隨身帶手機的習慣，換成手錶型手機也是個好方法。
- 在門窗上放置鈴鐺，讓門一開啟時大家都可以有所警覺。一出門就與患者牽手，避免走失又可以防止跌倒。

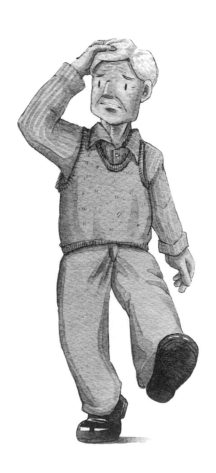

因爲愛，
所以江湖在走
法律要有

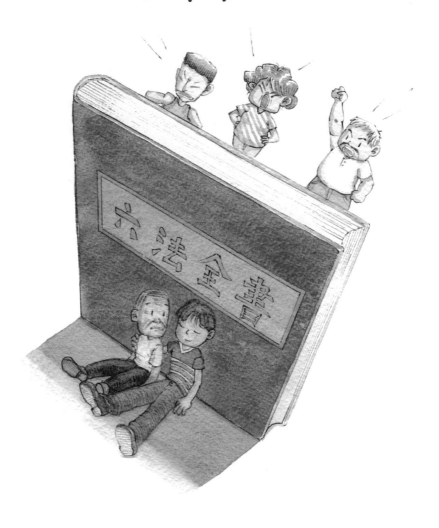

剛穿上白袍時，我以為我的工作是看「病」。幾年歷練下來，我才懂得做個醫生是要看「人」，更重要的是，每個人都不是一眼就可看穿，必定要多花時間、多看幾眼才能真正看懂。說起來，是小敏教會了我這門功課。

初識小敏是她帶著罹患認知症的媽媽來就診，母女倆都笑瞇瞇的，感情親密，氣質又好，在我看來樂觀開朗，簡直是家屬代表的最佳人選。因此當我起心動念想拍攝認知症家庭時，我打電話給小敏，想說她應該會一口答應。讓我意外的是電話那頭的她沉默幾秒後，突然間大哭起來。

小敏邊哭邊告訴我真正的家庭狀況，原來她

並不是獨生女，家中還有一個妹妹，但妹妹從不照顧母親，甚至指控小敏對母親的照顧，是為了貪圖母親的財產。

「母親走後，我寧可一毛錢都不要拿！」

小敏哽咽的對我說：「我覺得照顧母親最後的這段路是我最寶貴的記憶，比任何金錢都貴重，誰也沒辦法奪走！」

這不是我第一個見到的因為財產而家人反目的案例，有時候，金額還會大到讓人瞠目結舌。

田伯伯就是故事的主角。他自中年起十幾年來離開家庭到台北生活，到了晚年開始出現怪異行為，例如：他的簽名方式和過去有明顯的不同，銀行印章也老是搞丟，卻又不承認是自

己的問題，每回無法從銀行領到錢時就會在櫃
台前大吵大鬧。這些都是認知症常有的跡象，
後來就醫後也確診為認知症。這時，田伯伯在
幾乎身無分文的狀況下，回到在高雄的髮妻和
子女身邊。

天下有不是的父親，也會有不是的母親，張
阿姨在年輕時，拋下家庭到台北生活，一走就
是三十年，同樣是晚年被確診為認知症後，被
送回高雄給兒子照顧。說真的，我挺佩服張阿
姨的兒子，張阿姨已退化到只會微笑的程度，
兒子雖做不到不計前嫌，但也費心找了不錯的
機構讓母親入住安養。對他內心的百般糾葛，
或許我無法了解，但至少我能協助他為母親做
監護宣告等法律事項。

在歷經一個又一個類似家庭後，我深切體
會到法律的重要性，知道這領域不好懂，但對
照顧者來說，卻往往是急迫和棘手的問題，所
以後來我在規畫認知照護研習課程時，一定會
將法律議題列入。最常合作的對象是鄭嘉欣律
師，她有溫柔的聲音，也是國內少有的理解認
知症患者與家屬困境的法律人，每次上課她都
會透過實際案例教導大家如何處理。

法律，真的不僅是冰冷的白紙黑字。對認知
症家庭來說，懂不懂得法律可以帶來上天堂或
下地獄的差別。畢竟人情世故薄如紙，即使親
如家人，還是可能因為財務問題翻臉如翻書，
所以懂法律知識不是為了要「提告」，真正的
意思是當彼此的義務與權利間的界線分清楚
了，親人間更能知道如何自在相處。那麼為了

長輩的晚年，更因為要先愛護自己才能保護長輩，讓我們記得要提醒自己也提醒旁人：有法律保障的愛，才能走得更長久。

乃菁醫師小教室　　　　　　　　　　　法律問題

　　我從鄭嘉欣律師身上學到不少重要的法律知識。例如，關於已經無意思能力但尚未經監護宣告致無行為能力的人，我們可以先到國稅局申請病患的財產歸戶清冊，其上會列出不動產、動產及利息收入等，再依據清冊上所載有利息收入之各銀行，申請列印最近一筆存款餘額明細。

接著，找律師協助寫信託契約書。如果有財產並且要保住財產，就要看目前身邊有誰是可靠的。若有可靠的人，可以先做民事信託。民事信託很容易，就是立一個信託契約書，以那位認知症長輩 A 為委託人、受可靠的人 B 為受託人，再找一位可靠的人 C 當監察人。彼此間約定 A 的財產信託給 B，但 B 所有處置都要得到 C 的同意。民事信託不像商事信託、金融信託，需要高額的管理手續費用。透過民事信託就可以指定每月款項匯入安置機構。

若不幸，患者身邊已經沒有人想要照顧他，若要幫助他就要就連絡社會局，由社會局以利害關係人的身分，聲請輔助宣告。在法院調查之後，

若確認真的身邊沒有適當的人，就會裁定由縣市社會局擔任輔助人。有了輔助宣告，以後受輔助宣告的人要做什麼決定，就有人幫忙處理，並且要經過輔助人的同意或授權，才具備法律效力。

　　如果患者的財產是不動產多、現金少，可以拿不動產逆向抵押貸款來做安養信託，如此就會有錢可以去入住安養機構。安養信託是以每月撥款的方式進行，一部分支付安養費用、一部分作為患者的生活零用金。

因為愛，
我們要放輕鬆

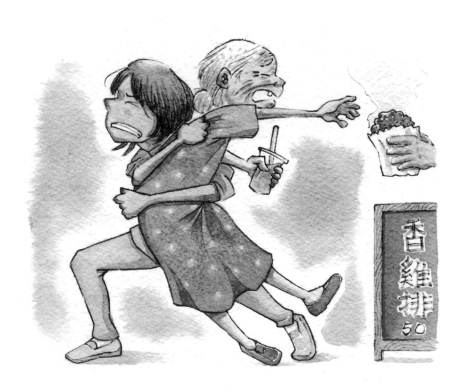

這些年來，台灣社會急速高齡化，市面上也出現許多健康養生書籍和講座，教導大家怎麼吃好避免認知症，或到處可見的宣傳，說明認知症有多常見以及相關症狀有哪些。但有時候，這樣的消息卻讓家屬過於憂慮，反而讓長輩受苦了。小米妹妹和米阿嬤的故事就是這樣的典型。

小米妹妹和阿嬤兩人相依為命，米阿嬤就是她最親的人，當她帶阿嬤來到診間時，我看阿嬤雖然高齡九十，但看起來倒也神清氣爽，還爽朗談起自己最愛讀瓊瑤，家中滿櫃子都是皇冠出版社的作品。對於小米為什麼認為阿嬤需要檢查認知功能，我一頭霧水。她們在我的診間爭論，小米堅持：

「醫生，她的記性有問題！」

阿嬤立刻反駁：

「醫生，你考考我吧！」

於是我問了午餐內容、早餐內容，阿嬤幾乎拿到滿分。我告訴小米：

「阿嬤九十歲了，可能有一些記憶較差，但看來應該是良性的喔。」

小米立刻抗議：

「醫生，阿嬤都不照我的話吃東西！」

原來小米希望米阿嬤減少吃肉，改吃地中海飲食，她最強力要求的是每天喝茶的阿嬤要改喝白開水。她認為這一切對阿嬤的健康有幫助，但阿嬤受不了：

「我就不喜歡喝沒有味道的水，而且這麼一大瓶水中，我才丟一顆茶葉心耶！」她特別比給我看，又繼續說：

「我這一輩子這樣吃，也都活到這把年紀了，唉呦，要我改？沒有味道的水我是喝不下去的。」

看著這對可愛的祖孫，我又好氣又好笑，更多是感動，我明白小米要求的背後是她對阿嬤的愛，深怕高齡的阿嬤會提早拋下她離去。而米阿嬤也不是沒有配合，因為愛著孫女，她也努力了，所以，她才願意來到診間。但想想她已經依照小米口中「不健康」的方式活到了九十幾歲，這時候突然要她改，真是太痛苦了。

「小米啊，」我轉頭認真的對年輕人說：「阿嬤沒有問題，讓阿嬤活得開心最重要。」

或許是因為有了醫生的認可，小米不再緊迫盯人要阿嬤改變飲食方式，在回復慣有的飲

食方式半年後，米阿嬤並沒有退化，反而更開心，這讓小米緊張的心可以放下了。我想小米懂得了：愛，即使放鬆一點，依然是愛。讓我們用更輕鬆的方式一起相親相愛。

其實，在大量推廣認知症的過程中，我發現記憶減退這件事情很容易讓大家聞之色變，可是認真說起來，不管幾歲都有記憶力不好的人啊。即使在兒童時期，也常常會因為說話中途被打斷而忘記原本要說什麼，於是懊惱的說：「媽媽，都是你害我忘記了！」所以年齡不見得是記憶力減退的唯一因素。

然而，是因為生病引起的記憶不好、或是純粹記憶力不好，還是有差別的。若是良性的遺忘，被忘記的事情過一陣子通常還是會被想起來的，或是在別人提醒後說：「對喔，是這

樣！」而認知症的記憶遺忘則是全然不記得，連旁人提醒也沒辦法想起來的狀況。我常看到患者家屬在診間門口外一直幫病人複習等等要做的檢測考題，但不過幾分鐘時間呢，一踏入診間還是都忘光光了。

　　所以不需要因為報紙、雜誌、網路一些不夠詳細的消息，而把自己弄得驚恐萬分。最好先冷靜下來，認真觀察家中長輩是不是發生了因認知功能變化而導致的生活改變，再來決定生活應該如何調整；有時候該做改變的不是長輩，而是照顧者自己喔。例如在上面的故事裡，小米是擔心長輩認知功能退化，而長輩為了讓她安心勉為其難來看病，但就我來看，小米才是那個該多吃地中海型飲食、多運動、多喝水的人喔。

乃菁醫師小教室　　　　　　　　　　　地中海飲食

這幾年，各種飲食方法在市面上出現，不免讓人看得眼花撩亂，但認真說來，目前針對延緩退化有幫助的飲食，就是俗稱的「地中海飲食法」。概念主要是鼓勵大家多吃蔬菜、少吃肉，以天然食物為主，多吃堅果、根莖類食物，加上一點魚和蛋，也可適量搭配一點紅酒，更不要忘了每天都要攝取足夠的水分和水果。

　　正確的飲食對身體健康有幫助，但還是要搭配其他因素才能達到效果，所以我們記得保持適當的運動，每天也要多動腦，擁有足夠的睡眠，維持人際互動並且笑口常開！

因為愛，
所以一起團隊合作

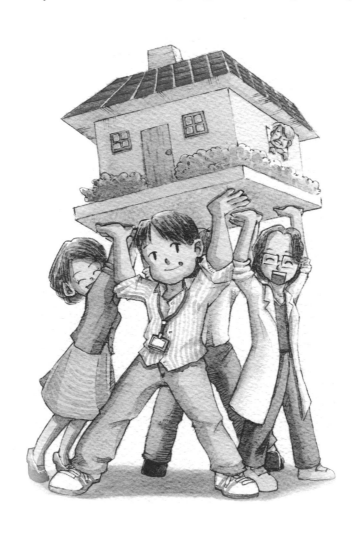

「醫生！醫生！」來到診間的患者家屬聲音急切，通常是急著告訴我這段期間媽媽又開始亂藏東西了，或者是爸爸根本不認為自己有認知症而拒絕吃藥，問題百百種，相同的是急切的語調和迫切的眼神，似乎是祈求著，是不是有哪顆藥一吃下去，這些讓他們困擾的症狀就會消失了？

很可惜，這樣的狀況在如今還不可能，所以我會坦誠的告訴家屬：在認知症領域，一個醫師所能做的有限，真正的關鍵則是團隊照護。相較於診斷和開藥方的醫師，組成團隊的成員還更加關鍵！例如，個案管理師會密切的與家屬聯繫、知道家中大小事；社工師可以提供社會福利等相關資源的連結；護理師能提供照護的建議以及護理的方法；職能治療師可以幫忙

患者回復生活基本功能⋯⋯等等。

　這幾年來，我的確見到許多優秀的後進之輩以照護認知症為職志，在自己的崗位上、用自己的方式努力著。我在高雄市失智共同照護中心（長庚）的夥伴——泰佑——就有著這樣的故事。

　泰佑的專業是職能治療，一直以職能治療師的身份協助患者恢復生活機能，熱心的他也常跑居家復能，到患者家中看視與進行復能活動，讓不方便到醫院的患者也能獲得協助。當然需要出動職能治療師到家中訪視的案子，通常都是狀況複雜一點的患者。

　那次個案，泰佑即使早有心理準備，但在踏入病患林先生家門時還是嚇了一大跳。林家是低收入戶，家中還有臥床的妻子，依賴兩位兒

子負擔照顧及經濟重擔。一進入林家，放眼所見的每一處，都讓人吃驚。

客廳是林伯伯的主要活動區域，卻沒有裝設燈泡，唯獨透過電視機螢幕的光線才得一絲明亮；地板上滿是長年未清的髒汙，還能看見不知何時吃剩卻尚未丟棄的便當；在悶熱屋子中，瀰漫著陣陣的臭酸味，林家的兒子們忙於工作也無法維持家中清潔，洗手台理當放置的肥皂、洗碗精，卻絲毫不見蹤影。

剛出院的林伯伯狀況不佳，臥床又失語，更糟的是還有失智的徵兆，剛好泰佑本身是失智共同照護中心的職能治療師，透過簡易評估，發覺案主確實有認知症常見症狀，連忙協調相關照護資源來幫助林家。他則從復能工作開始，接續兩週復能活動後，林伯伯從臥床到自

行行走、進食和如廁。眼看由中風導致的肢體障礙，因居家復能而逐漸恢復。

泰佑正開心著，沒想到這反而是家屬煩惱的開始。林伯伯的兒子苦笑著對他說：

「老師，你也做得太好了吧！」

一問之下才知道，原來失智的林伯伯在體能恢復後，開始不分晝夜地到處遊走、隨處便溺，甚至好幾度走失。於是他馬上調整治療計畫，進一步教導家人如何照顧失智的父親，例如：林伯伯不是故意隨地便溺，而是認不出廁所在哪裡。每當察覺林伯伯有四處張望的舉動時，就要趕緊帶他到廁所。上完廁所後，還要記得帶他到水龍頭前，引導他自己清潔雙手。他更進一步趁著出外散步的機會，積極帶著林伯伯走入社區，告知街訪鄰居與商家：林伯伯

生病了，也讓社區多認識林伯伯和失智症。慢慢的，家人們不再擔心林伯伯走失，因為他們知道，在這情感緊密的社區中，大家都會指引林伯伯回家。

泰佑留意到這個家庭裡，家人們對彼此常存在著情緒緊張的氛圍，於是故意在到訪時多留一點時間與案家聊天，聽聽他們的心聲，有時甚至會長達一、二個小時，這些努力終於贏得信賴。一天，林伯伯的兒子開口對他說：

「我自己很不孝，雖然照顧他，但心裡都不甘不願。」

他緩緩道來，過去因林伯伯的錯誤行為而讓家庭遭受巨大創傷，泰佑這才終於知曉這家庭不為人知的傷痛，以及家人間複雜的感情糾葛。泰佑想了想後說：

「過去無法改變，一起展開全新的生活吧！你好好工作和生活，老爸就交給我吧！」

這樣的聆聽和對話，很明顯的對林家成員起了作用，家屬開始能以心平氣和的方式來協助林伯伯渡過最後一段人生。

當泰佑和我分享這段故事時，他眉開眼笑帶著鬆了一口氣卻又安慰的神情。他告訴我，每次進入一個家庭做居家復能，都讓他有機會更深入這個家庭。例如在對林家的服務過程中，隨著一次次到訪，他與林伯伯一家成無話不談的朋友，他不時提醒自己，要盡可能引導他們走出過往、活在當下、面對未來！泰佑是年輕的職能治療師，對認知症的理解不會比資深的醫師多，但他滿腔熱血，秉持年輕人的親和力和不怕失敗的精神願意多做一點，每次只要多

做一點，長久下來就造成了很大的不一樣。

　　而他，其實不是特例。這些年來，愈來愈多醫療專業開始投入認知症的照護，我也見到更多的年輕身影勇於對患者和家屬伸出援手。他們的口條也許帶著青澀、應對進退或許不甚順暢，難免有跌跌撞撞、從錯誤中學習的時刻，但他們的心是熱的！懷抱理想和勇氣，讓我相信未來認知症的照護品質一定會更好，因為有心，就會想要充實自己及解決問題。隨著解決的問題愈來愈多，累積的能力也會愈來愈多。

　　一個充滿各種職類並且有心解決問題的團隊，即可從各方面互相支持協助，提供每個家庭多方位的照顧。認知症照護，絕對需要團隊互相支持及合作，來支持每一個長輩與家庭。

家庭是患者最先接觸，也最好的照顧團隊。家人間的互相扶持，往往可以讓照顧工作事半功倍。當然，在家人之外，我們可以借助醫療人員的專業，來讓這個照護團隊更加擴大。

由於每個職類在養成的過程中獲得不同的訓練，所以對於同一個現象，能提供不同角度的看法，例如醫師、護理師、職能治療師和心理師的觀點可能都不一樣，但是整合大家的觀點，卻往往能集思廣益，幫助家屬做出最適合的決定，也能將照護之路走得更安穩長遠。

認真嚴格說起來，**可為認知症照護提供協助的**

專業人員還不少，例如：

- 醫師
- 護理師
- 藥師
- 個案管理師
- 社工師
- 職能治療師
- 物理治療師
- 營養師
- 口腔復健師
- 心理師
- 律師
- 照顧服務員

以上只是隨手拈來，真要細數，簡直列舉不完！

隨著醫療觀念的進步，還會有新的跨領域成員持續加入。對家屬來說，援手當然是愈多愈好，同時也要記得「三人行必有我師」，只要敢開口就會得到答案。所以身旁的親朋好友、左右鄰居，以及病友團體和書架上琳瑯滿目的書籍，都是我們可以求助並學習的對象。

因爲愛，
所以一起來打鬼

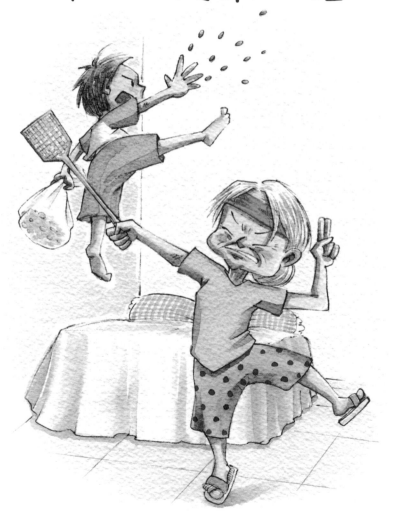

在早年民智未開的年代裡，認知症被稱為「老人癡呆症」，甚至不被認為是一種病症。許多家屬會帶長輩去「收驚」，以為是被壞東西卡到了。但對我來說，這是一種病，才不是中邪或撞鬼，唯一能讓我勉強承認的「鬼」，是患者的確會有「見鬼」的時候。

認知症是大腦認知功能受損的疾病，腦中的病變會影響人的視覺和聽覺，所以正確來說應該是患者產生了幻覺，眼前所見、耳中聽聞對他們來說栩栩如生，甚至可以和幻影有模有樣的對話，此時在旁的家屬通常會很緊張，出言糾正，長輩感覺不被尊重又被頻頻糾正時，衝突就容易發生，弄得不好還會大打出手。

其實啊，我常勸告家屬，幻覺不見得都需要服藥來處理，也不見得都是不好的，更有可

能在一段時間後就消失或轉換。我就有一個患者，在某段時間老是看見卡通人物粉紅豬，看她笑瞇瞇的樣子，我想，有這麼可愛的動物陪在身旁，應該也不是壞事吧。也有不少長輩會見到已逝的父母、先生或太太來到身邊，有時候，在真實與夢境分不清楚時，他們會想著：

「現在是在作夢嗎？」

「他是不是在另外一個世界過得不好，要來找我呢？」

「還是他沒死，其實他還活著？」

無論如何，對於初次遇到這樣狀況的家屬來說，會看到不存在的東西就是不對，難免急著要求醫生開藥來消除幻覺。

我有一位患者阿嬤在家常會喃喃自語，家

人仔細一聽都是與一位看不見的「阿珠」在對話，想想阿嬤的生活中根本沒有阿珠這樣的親友，好聲好氣請問阿嬤關於阿珠的細節後，大家感覺，這個阿珠的外貌和阿嬤好像有那麼一點相似！阿嬤常會感慨的說起阿珠好可憐啊、不被家人關心啊這樣的話語，我想她是不是把自己的狀態投射到阿珠身上呢？但這樣的幻影對阿嬤來說並沒有壞處啊，我們就當阿嬤多了一個朋友，可以一起作伴、談天、聊是非，有什麼不好呢？

當然，若是幻影為長輩帶來負面情緒，甚至因此產生危險，那就需要我們的介入了。常見的狀況諸如：長輩會見到螞蟻或蛇進到屋內，甚至爬到旁人身上，有幾次長輩拍打外籍看護，造成看護受到驚嚇，但仔細問起來，阿公

阿嬤會說他們要把看護身上的螞蟻或蛇等其他「壞東西」拍掉。

認知症患者也可能對環境產生幻覺。常見的狀況是看見牆壁破了大洞、一直漏水,地上淹水了,甚至喊說屋內失火、認真的打電話給消防隊來救火,對照顧者來說的確會產生極大的困擾。

我通常不會拒絕為幻覺太過嚴重的患者開藥,畢竟幻覺帶來的心理負擔也會影響到生活品質,但每次開藥時,我還是會提醒家屬想想,是不是有其他的方式可以處理?我身旁就有一個很好的例子可以拿出來談。

在這個故事中的阿嬤有兩種幻覺:無害的和有害的。有害的幻覺讓阿嬤不時嚷嚷著身旁有

吊死鬼、病死鬼等好多鬼跟著。感覺鬼影幢幢的阿嬤激動的拿著拐杖、雨傘、甚至一串鑰匙當法器來打鬼，口中還會喃喃唸著自己發明的咒語來驅鬼，最後連吹哨子來驅魔都用上了。

有陣子狀況太過嚴重，我們深怕阿嬤驅鬼驅得太激動會為自己帶來傷害，於是透過藥物來減緩幻覺現象，但藥物同時造成她終日無精打采，家屬看了又不忍心。幸運的是，阿嬤有個孫子是受過認知症訓練的專業人員，他轉念一想可以將自己的專業用在阿嬤身上，那麼乾脆帶著家人一起加入阿嬤的驅鬼大隊好了。

於是每當阿嬤要打鬼，家人不需要強力阻止，只要在旁邊看著，不要讓阿嬤發生危險，甚至可以對阿嬤說：

「法師有教，打鬼要做這個動作啦！」

就讓阿嬤不知不覺中配合運動起肢體來了。接著鼓勵阿嬤畫符咒來驅鬼，於是阿嬤專注的坐下來畫畫，多少達到了藝術治療的效果。

　　更積極的作法是，安排阿嬤到失智據點去參加活動，事前說好是請她去教長輩們說日文，阿嬤高高興興的去了，家屬發現到了據點有事情做、心思被佔滿了，阿嬤見到鬼的機率明顯降低。阿嬤也很可愛，過了一陣子還會抱怨據點的長輩們都不認真學，程度不好讓她不想教了，於是大家聯合起來哄勸她：「阿嬤，妳是據點的靈魂人物呢，妳去了大家都很開心，妳不去大家都很失望。」聽到這話，阿嬤又開心的出門去了。

　　有這樣的家屬真的是認知症長輩的福氣，

但這不代表只有受過專業訓練的醫護人員可以做到，很多時候關鍵在於有沒有心。有心就會願意多問一句，有時候，有沒有那一句就會帶來很大的差別。我的這番感慨，當然和認知症患者有關：有位阿嬤最初被兒子帶來我的門診時，並非因認知症的關係就診，家屬一開始還認為是失眠問題。

　　我先看到阿嬤的兒子臉上，有兩個好大的黑眼圈，他抱怨媽媽好幾天不睡覺讓他也不能睡覺，我轉頭看阿嬤臉上明明也是一副好疲倦的面容，那麼為什麼不睡呢？於是我開口問：

　　「阿嬤，妳為什麼不上床睡覺啊？」

　　不知道是不是我問對了問題，或者在她眼中我算是和善，阿嬤終於吞吞吐吐的對我說：

　　「床上有小孩子爬來爬去，我不敢睡。」

這句話讓一旁的兒子震驚了，也讓我能對症下藥，從原初以為的失眠問題，轉移到確診認知症後著手處理幻覺。

　　這樣的經驗讓我愈來愈看懂認知症的幻覺。漸漸的，我愈來愈不覺得幻覺一定是個問題，或許我們該說幻覺是認知症帶來的一個現象，但不一定都會變成問題。比方看到鬼不等於一定要打鬼，只有影響到生活的鬼才需要打，如果這個鬼讓患者不覺得寂寞，也可能就是個善良的鬼啊。再換個角度想，有時候幻覺也許是一種暗示，幫助我們旁敲側擊來發現真正的問題，只要我們多留點關心去了解，多給點愛去陪伴，長輩的安心感就會多一點。

　　我相信，當幻覺過去，愛就會留下來。

乃菁醫師小教室　　　　　　　　　　　　失智據點

我們固有的習慣是，看到問題後就直覺想到要處理問題。但在認知症照護上，或許我們可以先釐清真正的問題，再進一步尋找解決方式。當然這個過程需要時間，也需要許多人一起協助，很多時候人多了、有伴了、再讓長輩的生活中充滿各式各樣的活動，或許這樣就可以大量減少長輩心慌意亂的見鬼時刻。

在政府政策的大力推動下，已經有許多失智社區據點如雨後春筍般的大量在社會各個角落成立。據點不是機構，是一個白天去但下午或晚上就回家的地點，所以長輩的接受程度比較高。長

輩可以在據點內參與動態與靜態的活動，在受過認知症照護訓練的工作人員帶領下維持正常的生活起居，避免白天沒事做只能打瞌睡，晚上反而睡不著。

失智據點的地點與開放時間，可以向各縣市的衛生局查詢，或者經由各縣市的失智共同照護中心轉介，建議大家可以自己先去參觀一下，經由與工作人員的討論後，找出最適合長輩的照顧方式，那麼當長輩初次到訪據點時會感覺開心，就更容易融入群體生活中了。

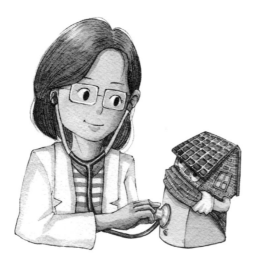

因為愛，
所以待你如親

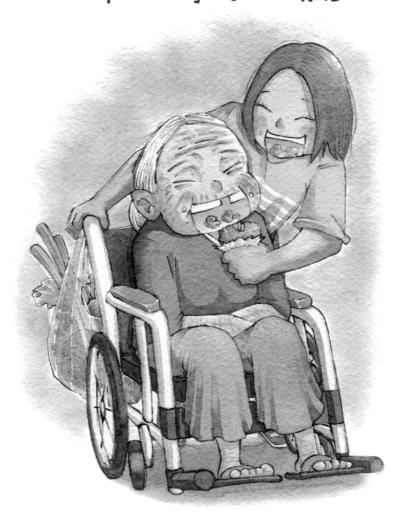

我們總愛拿日本當模範，期望國內的長照品質能與日本看齊，但大家都刻意忽視了一個事實：和日本比起來，台灣對外籍看護的倚靠深多了，我們幾乎把孝順和照顧都「外包」給了這群語言不通的外國人，我常常在診間問：

「阿嬤睡得好嗎？」

一旁的家屬卻立刻回頭問外籍看護同樣的問題，好像自從有了外籍看護後，長輩的吃喝拉撒睡大小事就換人管了，做兒女的，似乎只要看看媽媽的外觀是否無恙就夠了。

我們如此依賴外籍移工，然而在依賴的同時，我們多半沒有給予他們足夠的支持和尊重。若被照顧的對象是失能長輩，或許外籍看護還可以靠體力分擔一二，但面對認知症患

者，其實大部分家屬都不明白外籍看護並沒有
受到足夠的訓練，許多看護者在來台前對什麼
是認知症一點概念都沒有，造成長輩和外籍看
護間磨合困難。幸運一點的，則相處融洽，可
是一旦家屬沒考慮清楚就停掉移工的工作，往
往會對長輩帶來更大的傷害。說到底，家屬也
逃不掉蒙受其害的結局。

　我清楚認知到這件事，是因為陶小姐家的狀
況就在我眼前上演。

　陶小姐家聘僱了外籍看護來照顧認知功能退
化的母親，這位看護妹妹說起來也沒大問題，
但總是年輕心性，許多行為在陶小姐眼中就像
一粒沙子，怎麼看都不順眼。例如，看護妹妹
會帶著母親上市場逛逛，順手就買了炸雞一起

吃，有時還會買海鮮回家煮。

陶小姐終於忍不住辭退了這位看護，換上了一位更青澀、語言不通、只會一直道歉的外籍看護，至於母親已經和上一位看護相處三年的事實，根本不在陶小姐的考慮範圍內。很快的，她就發現問題大了，因為母親退化得很厲害，好長一段時間黏她黏得緊，動不動就打電話要女兒趕回家：

「這個新看護就只會說對不起，其他什麼都不會！」

疲於奔命的陶小姐這才理解到，上一位外籍看護陪同母親逛市場，對母親的心情穩定來說有多麼重要！原來她們不只是去買菜，這還是她們每天的運動和小確幸，兩個人分享一點被女兒阻止的吃食，就像一對感情深厚的好朋

友，在嚴格教師的眼皮下得到一點自由。

　　看著滿臉倦容的陶小姐，我知道她心中頗有懊悔，但我只能鼓勵她這段期間要付出加倍的努力來協助母親與新的外籍看護適應狀況。為了陶媽媽好，我心中默默祝福她們全家有讓狀況穩定下來的福氣，也相信陶小姐自此再也不敢低估外籍看護對認知症患者的重要性。

　　也因為這件事，我更加確信國內的認知症照護網路若沒把外籍看護納入訓練，那麼這個網怎麼補都還是破的。我相信好的外籍看護對避免認知症患者的退化居功厥偉。相反的，若頻頻更換看護，則會造成患者狀況的急速惡化。於是在一段時間的努力後，我們舉辦了外籍看護的認知症訓練，同時編寫了英文、印尼文和越南文的照護手冊。

　　這些活動對國內的認知症照護領域來說都是創新，許多時候，我們都是邊摸索邊向前走，還好有現場經驗的家屬就是最棒的教師。我們找到一位很棒的英姊來分享經驗，她娓娓述說他們經過一位不適任外籍看護後，改弦易轍找到一位很棒的看護來照顧母親，讓母親從原初的百般挑剔，到後來比誰都離不開外籍看護。

　　在這個過程中，我們看到了家屬所付出的不只是金錢，更是將心比心，用真心的對待來換得外籍朋友掏心掏肺照顧老母親。而這其中張弛有道，什麼時候該管、什麼時候該提供協助，每件事都有它的眉角。但我相信最重要的是──英姊真正做到了待人如親，她深知對待外籍看護的原則就是：因為愛護你，所以你也

會愛護我的母親。

英姊是我們的模範，透過規畫外籍看護課程和手冊的編印，相信我們會影響更多人重視外籍看護在認知症照護上的角色。讓我們記得遠道來台的這群朋友往往是拋家棄子，只為陪伴我們的家人來換取並不優渥的薪資。她們往往承擔起我們不願意、或者在忙碌工作下無能力給予的陪伴和關愛，所以在意義上來說，她們的確是同一屋簷下的人，讓我們對待她們，就如對待自己的家人。

乃菁醫師小教室　　　　　　　　　　　　外籍移工

我常想人都是一樣的，如果我們自小就被父母和家人好好疼愛過、知道愛是什麼，那我們就會有去關愛他人的能力。當然，這個愛不見得需要來自家庭，很多時候師長、朋友甚至陌生人的愛都可以讓我們感受到溫暖。只要被愛，我們就能夠「愛回去」，所以我們要主動給出愛，如果我們不這樣做，光期待一個不被愛的人來愛護我們，那又怎麼可能呢。

在這裡特別要提的是，我們大量倚賴外籍移工們，語言不通的他們幾乎可說在拋家棄子的狀況下來照護我們的長輩，我們日常熟悉的環境對他

們來說可能是非常陌生的。他們或許在本國曾受過簡單的家事訓練，對照顧生病長輩的工作可能也有一點了解，然而，比起失能長輩，罹患認知症的長輩更難照顧，因為這需要照顧者了解被照顧者的文化背景，還要有靈活的溝通能力來理解被照顧者的需求，對外籍移工來說談何容易？想一想，連台灣家屬都不見得可以完全掌握自己長輩變化多端的脾氣與心意了！

　　如果我們沒有給予外籍移工足夠的指導跟真心的對待，移工朋友受到挫折後就只會應付著做，到最後不是雇主受不了，就是移工受不了，導致長輩感覺照顧他的人一直在變換，於是患者的情緒會更不穩定，到後來最辛苦的還是家人。

請讓我們記得，外籍移工是來做幫手的，主要的照顧工作還是在家屬身上，最好的方式是在移工剛來到台灣、進入一個家庭時，**家屬好好的花兩到三個月的時間，密切的指導並且好好陪伴移工和長輩適應彼此。**同時我們要讓外籍移工感受到我們全家人對長輩的愛，以及對照顧工作的重視。當移工感覺到我們看重他的工作和他的照護品質，他也會重視自己的工作。

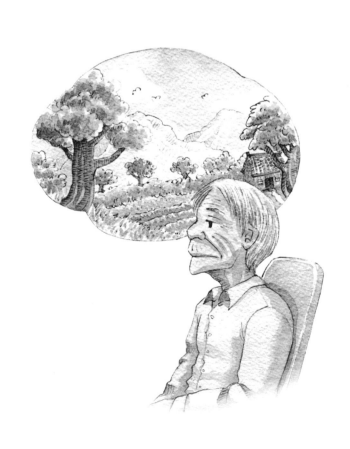

因爲愛，
所以爲你留影

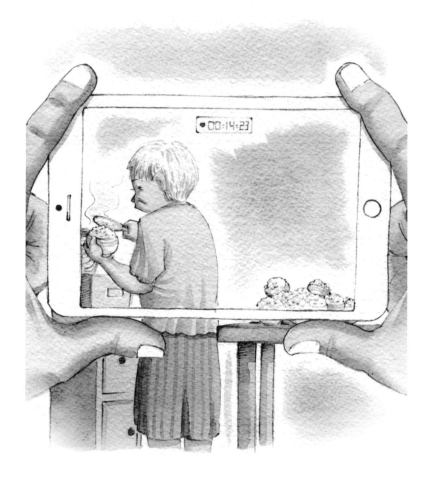

目前照顧的重擔，大部分還是落在女性身上，所以我已經很習慣來到診間的家屬不是女兒就是媳婦，由老爺爺擔任主要照顧者，多半是沒有選擇之下、不得已才擔起照護工作的。

但這並不表示男性就做不好照顧工作哦！相反的，只要有心，男性照顧者一樣可以展現出讓人驚訝的照顧品質和很有創意的照顧方法。

林先生就是這樣的男性照顧者。我和他是透過居家醫療服務認識的，他是三子一女的家庭中最小的兒子，長年照顧罹患認知症、後又合併中風的母親。

在林媽媽已因臥床而難以走動、不方便到醫院就診後，家屬申請居家醫療服務，於是我

每個月跟著居家護理師一同到林家，為林媽媽做基礎的護理服務（例如換鼻胃管、尿管）以及定期開藥等協助。我從一開始就對林先生印象深刻，因為他熱切和我分享母親的影片。起初，是他想透過影片讓我知道母親身心上的變化，比起大多數家屬都是口述形容，光這一點，就給醫護人員幫了很大的忙。比方說家屬常說：

「前幾天晚上他就怪怪的。」

若請他們說明「哪裡怪怪的」卻又往往說不清楚。透過林大哥拍攝的影片，我就能清楚看見那當下的變化。

當我們再熟一點，林先生不時透過 Line 傳影片給我，主角都是林媽媽，而且不見得都與病情相關。有時甚至是林媽媽咿咿呀呀唱著歌

的歡樂時光，這引起我相當大的好奇，一問之下才發現，林先生一路拍攝母親已經十年！

「最開始是因為家裡只有我覺得媽媽不對勁，」林先生告訴我：「但爸爸和哥哥們並不覺得，他們往往會回我一句話：『人老了就是這樣』。在那些年，我們都沒有認知症的任何知識，但我知道媽媽怪怪的，一定是生病了，只是不知道是哪裡出問題，所以我就把她怪怪的時候拍下來，想說可以給哥哥們看看，或是給醫生看，證明媽媽不是老了而已，她是真的哪裡不對了。」

林先生的猜測沒有錯，這個「哪裡」正是「腦」出了問題。林媽媽確診時是退化到輕度接近中度的患者，但之後她還是保有能走能動、自行進食的基本生活能力，維持了好幾年

的時間，因為林家上下將她照顧得非常好。比方說，林家三兄弟即使結了婚也沒有分家，都住在一起的兄弟們只要上下樓就可以輪流照顧父母親，大家分擔照顧的工作。

義無反顧擔任主要照顧者的是最小的兒子──林先生，他開始接手過往母親的工作，為全家煮食三餐和清洗衣物，對母親的身體清潔和醫療看護更是親力親為，甚至選擇壯年時就自職場提早退休，好專心照顧母親。自此這個家庭就以就有人負責經濟、有人承擔照護的方式，互相扶持走下來。

但這不代表一切沒有問題，畢竟認知症患者的照顧就是每天劇本都不一樣，一切都要且戰且走，隨時應變。比方，林媽媽漸漸不認得自己的兒子，她把林先生讀高中的兒子認為是自

己的小孩，那麼眼前這個有著星星白髮的壯年人是誰呢？

「為什麼叫我『母啊～』？」

「聽說他旁邊那個人是他的太太、我的媳婦？」

「黑白講，我的孩子還小！怎麼會結婚？」

「那個女人為什麼要幫我老公洗衣服？她不是我媳婦、一定是來搶阮尪的！」

林媽媽拿起枴杖就打，口中還罵聲不斷，吵吵鬧鬧下，林先生的太太只好搬出去另外租屋居住了好幾年，直到後來婆婆退化到都無法認人了，這才搬回去一家團圓。

我看著林先生十年內拍攝的影片，充滿了淚水但也記錄了歡笑，因為貼身照顧的林先生不時鼓勵林媽媽說話和唱歌，剛開始或許只是

為了打發長日漫漫中的兩人相處時光，但幾年後林媽媽已經退化到無法言語的狀態，回頭再看影片中她唱著自己最愛的日本童謠「桃太郎」，就讓人產生無限的懷念，曾經有的揪心的時光，時移事往回頭看，煎熬少了點，疼惜與不捨卻多了許多。

我愈看愈發現影片的珍貴，因為國內不少認知症患者與家屬還對這個疾病有錯誤的認知，覺得不想被外人知道，但林先生自始就以很正面的態度來面對，大方的將母親的狀況拍攝下來與分享。而他能一拍十年這件事更是彌足珍貴，我想，國內要找到這麼長時間持續記錄一名認知症患者，自還能行走到後期的重度臥床，大概就只有這一家了。林先生的影片中，也間接顯示出他們是聰明的照顧者，除了全家

團結起來照顧父母（老邁的父親後來罹患癌症），還懂得善用諸多社會資源（例如日照中心、居家復健、居家醫療、原床沐浴等等）。

我愈看愈愛！

在取得林先生同意後，找了一個有耐心的優秀導演姜姜，她在眼花撩亂的一千小時影片中擷取菁華成為一小時的影片，完整呈現了罹患認知症的林媽媽在這十年中的變化。影片完成後，我們在高雄長庚舉辦了首映會，以及後續好幾場院內和院外的放映。林先生在出席首映時告訴滿場的觀眾：

「希望我今天的分享，可以給同是認知症患者的家屬們更多的勇氣。」

而我，除了看見他的勇氣外，我見到更多

的是「愛」。因為對母親的愛，林先生持續拍
攝影片；因為愛，他在壯年就義無反顧退出職
場；因為愛，林家一家人吵吵鬧鬧中還是攜手
一起承擔照顧工作；因為愛，林先生的太太被
婆婆誤解了也願意包容、甚至暫時離家居住。

　　這支名稱為《媽媽說紅茶是鹹的》的影片，
每次放映時總會讓全場觀眾又哭又笑，大家會
跟著影片中的林媽媽哼唱，也會為忘了兒子的
林媽媽那逗趣的話語而笑出來。有一回放映後
的座談上一個國小年紀的小男生舉手發問與認
知症患者的互動方法，我們很好奇的問他為什
麼想問這個問題，他大聲的說：

　　「我想要知道如果媽媽有一天得到認知症
了，我要怎麼陪她玩。」

　　那當下全場都「哇」了起來！用熱烈的掌聲

給他肯定，也為他那高興到紅了臉了母親感到開心。

我相信大家看見的不只是認知症，而是愛：即使你罹患認知症了，我們依然愛你！

乃菁醫師小教室 　　　　　　　　　　就醫小撇步

我們自小習慣了考試，總想著有一個標準答案在那裏，但人生不是這樣的，而在認知症這個跟人密切相關的疾病照護上更是如此，每個人都有自己的劇本，沒有所謂的標準答案，大家都只能隨機應變、盡力而為。

這幾年我就很習慣了來到診間的家屬拿出手機或者筆記本來與我分享，這都是他們在家中時記錄長輩問題行為的方法。可能是長輩情緒失控亂罵人，或是晚上睡覺手腳抽筋。因為有這些影片，我能見到患者的日常狀況，也更能對症下藥，畢竟診間裡跟家裡的狀況還是有一些差異的。現在手機很方便，我常鼓勵家屬若擔心說不清楚患者的身心變化，那就錄下來，對醫師來說影片勝過千言萬語。

帶認知症患者就醫非常不容易，這裡我提供幾個撇步：

1. **與醫生先套好招來讓長輩配合：**比起每天見面的家人，通常長輩更信賴權威，所以若先

跟醫生商量好，讓醫生來叮囑長輩服藥，通常會有比較好的效果。

2. **掌握天時地利人和：**長輩有時候需要哄騙，近來醫療體系也陸續提供更友善、中性的名稱，例如「記憶門診」、「智能老化門診」等，長輩可能較易接受。事實上我有幾個病人起初在家人鼓勵下來就診時，都以為是為了自己的失眠問題而來的，仔細診斷後才發現是認知症。此外趁住院期間一起搭配做認知功能的檢查，或者找患者偏愛的家人來勸說與陪伴就醫，都是不錯的方法。

因為愛，
所以要給媳婦
更多的支持

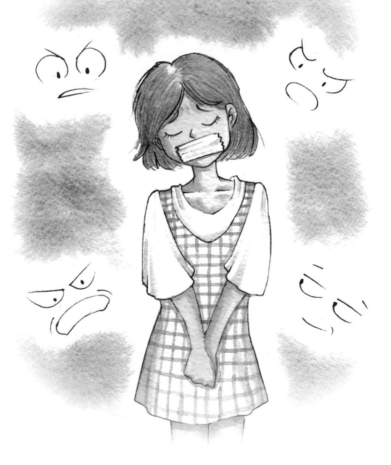

不得不承認，國內照護重擔主要還是落在女性身上，不是母親，就是太太、女兒或媳婦，這其中最為難的應該就是媳婦吧。當然我也見過兩手一攤、什麼也不管的媳婦，但認真說起來，比起女兒照顧父母，媳婦來照顧公婆更是隔了一層，有很多話都沒辦法講，但太多事都需要做。若得不到先生的全力支持，那沉重的照護壓力真是讓人萬般無奈。

第一個苦命媳婦代表是田太太。照顧認知症婆婆的重擔幾乎是她在扛，至少在這幾年中，我從沒看到她以外的任何人帶婆婆來門診，那麼其他事情就可想而知了。田太太的婆婆並不好照顧，沒有病識感又無法好好控制血糖，偏又頗有行動力，錢拿了就出去亂買東西，最愛買醬油膏，嚴重起來可以把醬油當水喝，一天

喝到五瓶都有可能。

　　有一次，婆婆一早就把一整天份量的藥一口氣吃掉，田太太知道婆婆患有糖尿病，於是急迫的問我：

　　「這樣吃藥到底有沒有危險啊？」

　　我當然說危險，勸她把婆婆送來醫院讓我看看，但她總會說：全家只有她注意到，也沒有人可以幫她，所以就繼續拖延下去。觀念不足的她不知道，糖尿病患者一口氣吃下一堆藥的風險，我知道，卻只能心急如焚，每一小時就打電話給她，問婆婆有沒有冒冷汗、頭暈全身無力的症狀？直到一天結束都沒狀況發生，才算安全度過了這個危機。

　　就像全天下媳婦一樣，她管不動婆婆，又得不到家中其他人的幫助，於是只能用半放棄

的狀態面對。婆婆最愛偷溜出門，往往一不注意，自己騎著腳踏車就走，讓家人要找也無從找起。直到幾天後被警察通知人在哪間醫院急診室，再見到面的婆婆全身髒亂，腳踏車不見了，連穿在腳上的拖鞋也丟了，赤腳踏在柏油路上走了不知多久，腳底板都被燙傷，再次住進加護病房。

相同的狀況反覆上演，從一般病房住到加護病房，幾乎高雄大小醫院都住遍了，家人卻視而不見，徒留田太太欲哭無淚收拾殘局。有時我看不下去，好心勸她要做點什麼來改變現況，田太太深深嘆口氣：

「反正又沒有人要聽我說。」

這是一個媳婦的心冷掉的聲音。

和她面臨相同遭遇的還有朱太太。她也是婆

婆的主要照顧者，糟糕的是，婆婆的家人並不
理解認知症，婆婆又愛抱怨媳婦偷錢、連化妝
水都偷。遭到汙衊的媳婦百口莫辯，於是帶著
婆婆來看診，拿到認知症的確診證明。想來她
應該懷抱一絲希望，企圖用這張證明告訴家人
說婆婆的確是認知症患者，而長年來她都被誤
會了。可惜自此後，我沒有再見過她，更不敢
期望有其他家人會帶老人家來看診，看來她的
努力並沒有起作用。

　　同樣為人媳婦，我理解在我們的文化下，這
個身分有太多困難需要克服，但想起這群在診
間內出現又消失的身影，我總是忍不住心疼。
她們的家庭可不可以提供多一點的協助呢？家
人知不知道有一個後來才進入家庭、嚴格說來
並沒有血緣關係的女性，面對長年的冷漠還是

沒有逃跑，她還願意挺在照顧的位置上，這樣的堅持即使不是出自對長輩的感念，也必然是奠基於對這個她選擇嫁入的家庭的愛。

讓我們多給天下媳婦們一點支持的力量，讓她們的愛不要太快被磨蝕，讓照顧者與被照顧者都能獲得更好的照顧。

乃菁醫師小教室　　　　　　　　　　應對被指控偷竊

位女孩在成長的過程中都聽過灰姑娘和白雪公主的故事，一旦長大後，現實生活中的童話卻褪色了，要扮演起的是母親、女兒

以及媳婦的角色。我們的女兒有一天會變成別人的媳婦，同時每一個媳婦都是人家的女兒，有自己的思想，也是會累、會傷心的。我很希望每個家的媳婦都可以得到尊重跟支持，那麼她會有更多的愛跟耐心去對待公婆。

媳婦常被誤會的狀況之一是偷竊長輩的錢。這個問題在認知症照護上常發生，不時有外籍移工或者台籍照服員都會遭遇到這樣的誤解，有時候長輩甚至會懷疑自己的另一半或子女、孫子而口出惡言，但這都是因為認知症引起的問題行為。

重點是，我們要知道如何應變。我常建議的方法是：不要大聲跟患者爭執，因為只會愈吵愈凶，解決不了問題。我們應該先安撫說：「可能

你忘了放在哪裡，等一下我們來一起找找。」

　　「一起」這兩個字很關鍵，因為如果照顧者自己跑去翻箱倒櫃找出來，患者還是可能認為「明明就是你拿的，所以你才找得到」，但是一起找，就可以讓患者感覺是自己誤放了。

　　最好的方式是，轉移患者的注意力。幫他安排活動，讓他的心思被佔滿，那就沒空想東想西。若是長輩堅持要自己保管銀行帳簿或者現金，但家屬又怕他弄丟或亂花，那麼可以拿簿子去彩色影印或使用玩具假鈔，讓長輩可以同時保有安全感，覺得自己不會淪落到貧苦的晚年，而家屬也不需要擔心重要的物品不見了，可謂一舉兩得。

因爲愛,
所以帶你到處遊玩

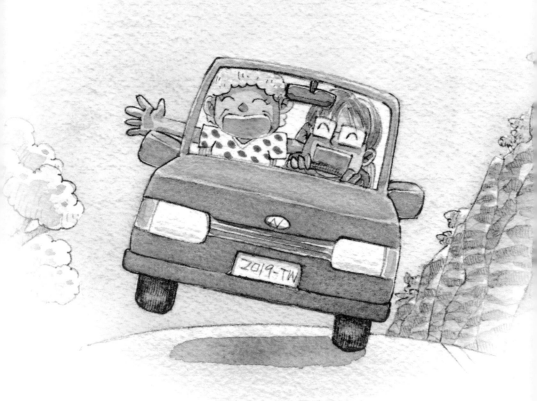

每回對患者與家屬宣布認知症確診時都有點壓力，因為會遭遇到什麼反應，我大概心裡都有數。許多人會腦海中一片空白，明顯無法接受這個診斷，有時在那當下會面容慘澹，忍不住哭出來。我知道他們一定以為自己的將來只能被局限在家門內，關在四面牆中盯著時鐘過了，所曾有的陽光下出遊的好日子是再也不可能了。

這時候，我就會告訴他們耀德的故事。

耀德是家屬，我們因他罹患認知症的阿姨來看診進而認識。有一張娃娃臉的耀德總是笑嘻嘻的，和一般家屬大不相同。剛開始我還錯認他是患者的兒子，直到聊起來才發現阿姨終身未婚，膝下無子，耀德成家立業了還是把阿姨緊緊帶在身邊，一如自己母親般的貼身照料。

「這是我該做的！」耀德很認真的對我說。

耀德回憶自己幼時自有記憶起，媽媽便忙於工作來支撐家計，耀德與手足們就在阿姨的照顧下長大，從煮三餐、換洗衣物到催促起床上學、盯寫功課，都是阿姨來。她像母親一樣噓寒問暖，但要是孩子們做錯了事，她也會板起臉孔、抄起棍子來教訓。回憶起成長歲月，耀德全心感念：「我們常說：媽媽負責生我們，但阿姨負責養我們。」

阿姨終身未婚，滿滿的愛就都給了這六個孩子，在耀德心中，阿姨就是他的另外一個媽媽，而對阿姨來說，耀德就是她心尖上最疼愛的小兒子。

耀德永遠記得他當兵時，阿姨知道他要放假回家，在中午熾熱的日頭下，特地花一小時騎

腳踏車，就為了買耀德最愛吃的烤鴨。快到家的耀德恰好在路口看見阿姨的身影。

「我就看到一個膝蓋不好、身形有點胖胖的歐巴桑，吃力的在大太陽下踩著腳踏車，就為了回家親手煮一頓飯給我吃。」

說著說著，眼睛都濕了。

因為有這樣的感情，孩子們長大後自然而然地把阿姨當自己母親般照顧，阿姨和姊姊一起住，但手足間居住的距離不遠，耀德擺攤當起蛋商，阿姨就跟著一早到攤位上幫忙賣蛋。正當大家想著阿姨該是安享晚年之時，卻陸續聽阿姨說起奇怪的抱怨：「我早上騎腳踏車出去，不知怎麼找不到路回來呐！」或是：「你姐夫會偷偷進我房間偷錢喔。」

起初耀德與姊姊們不以為意，想說老人家記

性不好。但狀況愈來愈不對，阿姨的情緒明顯起伏不定，莫名的哭泣和異常的黏人行為，開始重複地問耀德：「你是不是不要我了？」

耀德怎麼努力保證都無法讓阿姨放心，即使好言向他保證，阿姨也會過三分鐘就忘了，又要再重複問一次。耀德的一位姊姊曾因憂鬱症就醫，由自身經驗推測，以為阿姨也是憂鬱症狀，建議帶阿姨就診神經內科，科別是對的，但醫生給的診斷卻是從沒聽過的病症：「認知症」。耀德一頭霧水，這三個字是什麼意思？該怎麼辦？一開始他很茫然，只能帶著阿姨一起送貨，讓阿姨坐在貨車上陪著到處跑，減少不安全感。但這到底不是長久之計，阿姨膝蓋不好，這樣的勞動對她耗損很大，隨著病程進展，阿姨更開始出現進食問題和大小便無法自

理的狀況，甚至嚴重到因血糖過低昏倒而送急診。耀德從未考慮將阿姨送機構照顧，申請的外籍移工也還沒抵達，最心疼是看阿姨吃藥雖然減少躁動，但整天昏昏沉沉，像個沒有靈魂的軀體，整日呆坐在沙發上。身為家屬，心中有一種走投無路的孤單與無力感。

這時，教授日文的姊姊，恰好有個學生是護理師，聽聞這樣的苦惱後立刻建議耀德送阿姨到日照中心，他們才知道原來有個地方是可以讓認知症患者白天去活動，下午再回家共享家庭生活。耀德與姊姊們為阿姨報名到日照中心上課，立刻發現阿姨的狀況有明顯的改善，從一開始的排斥到期待，從呆滯的神情到樂於展現肢體運動，整個人明顯的活潑起來，也讓耀德與姊姊們獲得喘息的空間，能安心工作。

在日照中心的轉介下，耀德帶著阿姨來到我在高雄的神經內科門診，我想第一個讓他訝異的是，我不但減少用藥，還在第一次門診時就請他加入 Line 群組，並且叮嚀他說：

「平常照顧上有問題就丟到群組上，隨時問，立刻獲得協助。」

希望我這樣的做法能改變家屬認為醫師總是高不可攀的印象，我也相信耀德的確感受到我的善意了，透過科技的即時支援，他不再恐懼發問，不管多小的問題，只要丟上群組，群組第一時間可以提出建議，即使我當下在忙，沒能即時回覆，但只要耐心等一下，最後一定會好好回答家屬的問題。

接著我告知耀德醫院舉辦認知症照護的專業講座，鼓勵他與姊姊們一起參加，耀德聽完講

座後，這才真正了解認知症是怎麼回事，而最大的收穫是不再感到孤單，

「就像是找到同伴的感覺吧！」耀德說。

他終於知道自己並不是孤軍奮戰，原來還有許許多多認知症患者的家屬，大家遭遇過的難題都很類似，因此總熱切分享自己的處理方法，他開始從別人的照顧經驗中找到方法，讓照顧阿姨不再是手足無措之事。

我在耀德身上看見「親人」這兩個字的真義，在現今親生兒女都不見得願意承擔自己父母的照顧責任時，他卻毫不猶豫的把年邁的阿姨納入自己的屋簷下，他的所作所為都在告訴我：只要有愛，你就是我最親的人。

讓我感動的是，他對阿姨的愛不只是衣食溫飽、吃穿用度而已，我長期追蹤他的臉書，不

時看見耀德親自接送阿姨白天到日照中心參加活動，而在傍晚回家後，耀德還會發揮巧思，帶認知症中度的阿姨一起做點小遊戲。這些遊戲通常都很簡單，也不花什麼錢，卻可以達到很好的認知促進效果。例如耀德與家人會在一張紙上會井字號，然後與阿姨玩畫〇或畫 X 的填空遊戲。

有一回看見影片中的阿姨哈哈大笑，我好奇點進去看，發現耀德帶回來夜市中常出現的小玩具，這個鱷魚外型的玩具張大嘴，一顆顆鱷魚牙齒就是機關，讓玩遊戲的人輪流伸手進去按壓，原理頗類似踩地雷，看誰壓到那顆地雷牙齒就會被關起來的嘴巴輕輕咬一下。

每回看見耀德帶著阿姨玩遊戲，我都好感動。我看見的是：他知道阿姨生病了，也知道

阿姨需要伴、需要娛樂，於是他用心設計不昂貴的小活動，把全家人拉在一起，感情緊密了，阿姨也在不知不覺間動動腦、動動手腳。

更讓我佩服的是，阿姨自從發病以來雙腳也不俐落了，但耀德總是三不五時的全家出遊，而阿姨一定是跟隨的一份子，從沒有因為她生病了、年老體衰了，就被留在家裡，藏著、躲著不出門。

我們特別邀請耀德在「高雄市失智共同照護中心（長庚）」的臉書粉絲頁上分享他的經驗。他坦白告訴大家，帶長輩（特別是有認知症的長輩）出遊一定有麻煩，但再怎麼麻煩他還是要做，起因不外乎「捨不得」三個字。

「平時星期一到五，阿姨都會在日照中心活動，可是到了星期六、日或例假日，日照中心

沒開，阿姨只好待在家裡。我們會開電視給她
看，但她只是兩眼無神的呆坐，或者說她要睡
覺了。我覺得這樣不行，所以只要時間允許，
我會盡可能的找事情給阿姨做，或者帶她出去
走走，我們家屬會累一點是真的，但我們心裡
知道這樣總比讓阿姨在家悶著好。」他也分享
了自身的經驗。

「帶她出門玩真的要有祕密武器，那就是
——輪椅。要注意的是，帶輪椅出門不是讓老
人家全程坐著，出門的目的之一就是要乘機讓
她走路，可以把輪椅隨身帶著，在長輩走累
了、不高興了、不走了的時候，讓她稍微坐著
休息一下。等體力恢復了，那就可以再繼續一
起玩囉。」

最棒的是他提醒大家出遊的目的地不是重

點，一家人在一起才更重要，而且只要有勇氣嘗試，就會發現困難比想像得少。他強調：「其實去哪裡不是重點，重點是要有親近的家人陪同，長輩去哪裡都適合！我讀了新聞報導說到家人帶認知症患者出遊遭受打擊，但我相信那只是個案，因為我的經驗是台灣人都很和善的喔！順帶一提，多出門走走的另一個好處是拍照，我阿姨以前討厭拍照，反而因為我們帶著出門走走，這幾年留下了許多照片。」

　　每回看見耀德他臉上都是笑笑的，我知道他的笑容底下一定有不少的辛苦，他不說，不代表苦就沒有了，只是因為愛更多，所以願意吃苦。阿姨曾經如母親般的照顧這群孩子們，而今耀德與手足們視她如親身母親，因為彼此的愛，阿姨的晚年並不孤苦。即使大家都有心理

準備，有一天阿姨會因病情走到無法行動、只能臥床的階段，但在可能的時光中，我們盡一切力量讓她的生活保有燦爛的陽光，我們知道今天滿滿的笑聲都是將來珍貴的回憶。

乃菁醫師小教室　　　　　　　　失智友善社區

在家裡關久了，每個人都會悶，出門走走可以活動身體，還能照照太陽，對身心都有益處。至於去哪裡不是重點，只要有了解長輩的個性跟習慣、讓他安心的人相陪，就算是在家附近的公園也能很開心。

如果想走遠一點，創造家族回憶，也有大旅行跟小旅行的方法。這幾年隨著高齡化的發展，社會上許多團體已著手推動無障礙旅行，加上飯店業者和旅遊業者拓展市場的需求，無障礙環境也愈來愈多，有些飯店甚至還有專為輪椅進出改裝的衛浴，大家都可以先洽詢好讓旅遊更便利。

　　其實我們更大的夢想是，只要走出門就是對認知症患者友善的環境。因為環境要友善，患者與家屬才敢出門，過去在我們很努力的推動失智友善社區的過程中，最常被問到問題就是：

　　「病人在哪裡？我沒見到失智症的長輩啊？」

　　我的回答都是：

　　「不是沒遇到，是他們走不出來。」

　　想一想，我們習慣的思考模式是「除了家之外的地方都是不安全的」，所以我們不輕易把小孩子放到外面去玩耍，也限制生病的人不能獨自行動。在我們的環境只能看到不小心走失的認知症患者，而很少看見就算確診後還是能獨自生活的長輩，我們鮮少有機會看見他們去購物、去餐廳吃飯、甚至去旅行。讓我們用更友善的態度來對待認知症患者，同時建構週遭環境更便利患者出遊，現在的努力不見得都是為了眼前的長輩喔！總有一天我們會老，等到我們衰老了、生病了，一定也會想出門旅遊的。

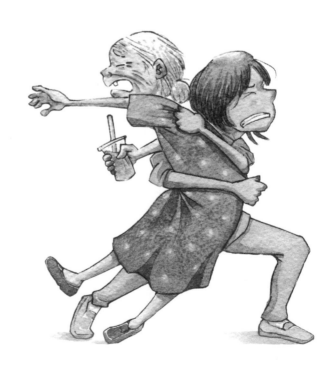

因爲愛，
所以了解你的倔強

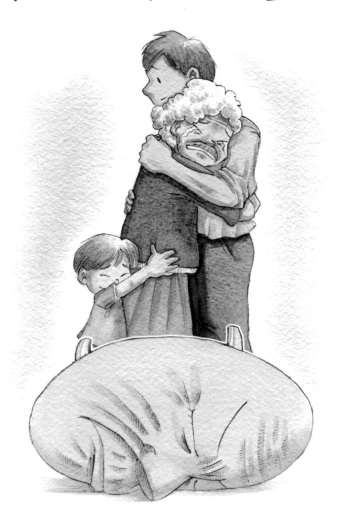

這幾年來高齡化浪潮日漸明顯，也可能是政府與醫療單位對認知症的推廣的確有成效，我發現愈來愈多人主動找我談「家中長輩好像怪怪的，妳看會不會是認知症？」這其中還有不少人不是經由門診來的，而是我身邊的親朋好友、左右鄰居，甚至只是耳聞我是神經內科醫師的點頭之交。

當然我一向來者不拒，只要願意講我就願意聽，因為我了解家屬到了願意對外人述說的時候，通常都是壓抑在心底有段時間了，好不容易鼓起勇氣，所以一定要盡力協助，不能讓他們再退縮回家門內。

這次來找我談的就是透過小孩子而認識的媽媽朋友曉清，兩年前她就很清楚知道媽媽不對

勁，也曾帶去醫院做認知能力檢測，確診是認知症，所以她愁眉苦臉問我的問題不是「我媽到底生什麼病」，而是「我媽不覺得她生病怎麼辦」。

曉清媽媽拒絕吃藥已經兩年了，因為她從不認為自己有問題，她說檢測結果不好是因為問題出得太難，語氣中滿是忿忿不平：

「我辛苦照顧這個家一輩子，怎麼可能腦袋會生病！」

的確，在外人眼中，七十幾歲的曉清媽媽手腳都靈活，外觀看來衣著整潔、應對進退有度，哪裡像是罹患認知症的患者呢？於是一半是無可奈何，一半是好像問題也不大，家人就讓曉清媽媽就維持了兩年多不看醫生、不吃藥的生活。

可是近來狀況很明顯的惡化了，曉清問我怎麼辦，我鼓勵她帶媽媽來我的門診看一下，從外觀上還是看不出什麼異狀，但我一開始問診，立刻就發現曉清媽媽的確在認知功能上出現了問題，例如短短幾分鐘內她重複問了五次同樣的問題，自己不自覺。讓我印象深刻的是，曉清媽媽用強而有力的聲音一再對我列舉每天做了這個、完成了那個：

「醫生你不覺得我很好嗎？」

我相信這句話她已經對家人和外人重複上百次了，但大家都被她咄咄逼人的口氣所震懾，所以聽不出她語氣中掩藏的恐慌和不安。在我聽來，她一直想透過別人回應她：

「對，妳很好，妳沒事。」來告訴自己一切都沒改變。

　　她也以同樣的方式將自己在外人面前武裝起來，但一回到家，總是有鬆懈的時候，所以她會一而再的問孫子：「你吃過了嗎？」問到孫子都生氣了不想回應。

　　我對曉清媽媽為什麼會有這樣的個性非常好奇，詢問個人生活背景和生命歷史後終於有了一點了解。原來她是教職退休，管學生管了一輩子，偏偏回到家還是要「管人」，因為曉清爸爸向來散漫，說好聽是放任大家自由發展，但也可以說是這個家庭對外的樣貌，都是靠曉清媽媽一個人拼命撐起來的。

　　於是曉清媽媽自然而然保有強大的自尊，而今她生病了、認知功能出問題了，長年堅守的自尊在家人眼中變成了不可理喻的倔強。例如先生帶她去過去她喜愛的餐廳吃飯，她會百

般批評，不承認這是她喜歡過的地方和菜肴，搞得先生意興闌珊。於是同住的先生和兒子、媳婦就躲著母親，她只好頻頻打電話向女兒抱怨，但曉清一回到娘家，什麼話都還沒說，母親就惡狠狠的丟來一句：

「如果妳要說的話和妳爸爸、哥哥說的一樣，那就什麼都不必說了！」

曉清這個做女兒的真是有苦難言，特別是她的先生對她常常因為母親的事情趕回娘家不太諒解。她整個人都快崩潰了：「乃菁醫師，我該怎麼辦？！」

怎麼辦？

我心中嘆口氣，請她先坐下來想想母親過往的人生，家屬的確是患者最親的人，卻可能當局者迷，靠得太近反而看不見全貌了。

「妳媽媽不是故意當個討厭鬼來找你們麻煩的，」我說：「她的倔強是想捍衛自己的尊嚴，用嘴來反駁，就是她反抗世界的方式啊！」我委婉的再補一句：「其實表面上武裝自己的人通常心底特別苦。」

曉清的表情有點鬆動了，似乎開始從我的角度來重新理解母親的固執。

「這樣吧，」我建議她：「下次媽媽再抱怨說爸爸帶她去吃的餐廳不好吃，妳就不要硬跟她爭辯『過去妳明明很愛去』，相反的，妳換個方式先肯定她、再來引導她的想法。比方我們可以說：『真的喔？可能現在的廚師不會煮，讓妳吃得不開心。可是妳看爸爸多用心，特地帶妳出去吃就是希望妳開心啊！』甚至可以直接問：『妳想吃什麼？我去買！』讓她體

會到自己很受重視。」

　　後來，我把這個故事在演講時與聽眾分享，我想強調的是：長輩不見得故意要惹人討厭，他們是因為心中害怕、想要在身心崩壞時維護自己僅剩不多的尊嚴，只是沒用上好方法，所以很容易讓人誤解。這時候的我們可以多一點包容，在照顧他們的同時也要記得給予尊重、維護尊嚴。或許繞一點遠路，才是到達心底最近的方法。

　　看到曉清的表情，我知道她會用新的眼光來理解母親的倔強，慢慢的就可以找到讓母親就醫和吃藥的方法。而我給她的最後建議是「不要總是自己來」，像她和先生這樣只有一個孩子的小家庭在現代社會中很常見，因此我們的

下一代已經沒有機會像過去在大家族中成長，透過觀察父母如何照顧阿公阿嬤學習如何照顧年長者，即使是為人子女的，可能對認知症如何照護也一無所知。所以我建議曉清在與母親互動時，有機會就邀請先生和孩子加入，增進理解和接納。

畢竟人總有一天會老，那時候的我也會產生認知功能退化的問題，我也可能變成晚輩口中「倔強的討厭鬼」，如果真是這樣，期望到時身旁有人可以理解我藏在面具背後的脆弱，多給我一點尊重，讓我能挺直腰桿的活下去。

乃菁醫師小教室　　　　　　　　　　　　　　溝通方式

認知症患者真的不好照顧，照顧久了，即使親如家屬都會有脾氣。但氣歸氣，還是想一想，這些貌似故意搗蛋的行為，是否為患者在用他最後的智慧，想辦法要守護自己僅有的尊嚴呢？

老人跟我們其實沒那麼不一樣，對於不想被知道的事、覺得丟臉的事情，我們也都曾經倔強的要努力掩飾。因為長輩老了，再加上被確診為認知症，兩件事同時套到長輩身上後，大家好像覺得他不再是之前那個可以撐起家中重擔的人了，失望的也許不只我們，對他們來說，這更是說不

出口的難堪。其實，就算長輩有什麼「不能」的，一定也有他「還能」的地方，我們應該一起重新尋可以維護自尊心的生活方式。

同時，也應該讓我們的下一代有機會學習跟老年人相處的方式，才不會在我們自己的後半生，那個高齡人口大爆炸的時代到來時，他們還是沒有準備好。對年輕一輩來說，學習不該只有學校的功課，還有人生，比方如何與認知症長輩溝通就是一大課題。

我建議大家可以用以下提到的幾個方法來與認知症長輩溝通：

1. **坐到身旁並保持視線接觸：**在與認知症長輩說話前，最好先透過肢體動作抓住他們的

注意力，讓他們預先準備「我要跟你說話了」，所以坐在身邊比起遠遠的喊話，一定能聽得更清楚；保持視線上的接觸，讓他專心聽你講話，就更能得到效果。

2. **不要問開放性問題**：對認知症長輩來說，做選擇不見得是一件容易的事情，所以盡量少問開放性問題，多使用選擇題，會讓對話過程順利一點。比如問「你中午要吃什麼」就該改成問「你中午想吃飯還是吃麵」；問「你哪一天要去買菜」就不如問「明天我們去買菜好不好」。

3. **使用圖片當輔助**：認知症長輩可能遭遇到忘記物品名稱的狀況，此時我們主動猜測、加

上圖片輔助，會讓對話的進行更輕鬆。比方當長輩說：「把那個拿來」，我們可以先猜測一下：如果是剛吃完飯，是不是想刷牙呢？那就可以問「是漱口杯嗎？」有時候長輩想吃東西又想不起來，我們也可以用這個方法，透過手機尋找照片讓他指出想吃的菜或點心。

因爲愛，
所以騙你

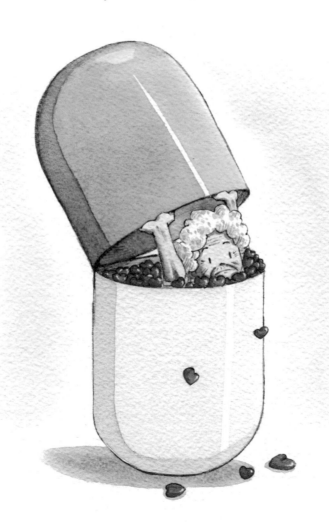

我們有個成員幾百人的 Line 群組，主要是為了地方性認知症照護網路裡的工作人員連絡方便而設立，但大家年資有差、專業背景不同，三不五時也會有夥伴把遭遇到的問題丟上來求助。

那天第一線的失智社區據點人員發問：

「請問大家，我們有位長輩愛亂吃止痛藥，每天吃好幾顆，吃到自己反而真的頭痛了，可是又不接受旁人勸阻，怎麼辦？」

我的回覆是：

「用膠囊裝五穀粉來換藥。」

能這樣快給出答案，主要還是久病成良醫的概念，台灣的健保制度讓看病變得太容易了，十個老人家裡又有九個愛看醫生，老是覺得自己這裡痛、那裡癢，不去拿個藥就整天心神不

寧，但吃太多止痛藥，其實對腸胃道還有腎臟功能都有損傷，於是長輩們很容易到最後原本沒病也吃出病來了。

說起來，亂吃藥這件事也不是我第一次遭遇到。認知症患者多少都有判斷能力上的問題，所以要讓他們依照醫囑正確用藥，如果沒有家屬在旁盯著，常常是相當困難的。我就曾有一位愛吃止痛藥的女性患者，每天可以吃到近二十顆，她的兒子擔心得不得了跑來問我怎麼辦，還好我自小在藥房長大，母親就是藥師，所以我知道藥房會賣空膠囊，於是我請他將藥罐內都換上裝有五穀粉的膠囊，這樣一來媽媽愛怎麼吃就怎麼吃，完全不需要阻止她。

這的確是一種欺騙。但對騙人和被騙的雙

方都有好處。有的騙局還真不簡單，需要事前
詳細規劃，把不同位置上的人拉在一起沙盤推
演才能做到。我有個患者愛打針，隔三岔五就
要去診所叫醫生幫他打一針，家屬很煩惱，醫
療資源也不該這樣浪費，還好診所醫生是老經
驗，知道無法和有認知症的老人家說道理，還
是改變自己比較快，所以針還是照打，只是都
換成生理食鹽水，打下去也不傷身體。

　　類似這些偷天換日的手法，最好還是要參考
醫療人員的專業意見，免得該吃的藥沒吃到，
這樣反倒不好。我最近的例子是：一位住院的
老奶奶，她老是喊住院睡不好、需要吃安眠
藥。而這位奶奶是一個喜歡掌握大小事的人，
所有東西都要握在自己手上，她才有安全感。

正好，因為她有骨質疏鬆的狀況，於是我們與媳婦聯手，由媳婦買了沒有任何標示的空白藥瓶，裝滿鈣片後由我拿到奶奶面前：

「奶奶，我特別給你最好的安眠藥喔。」

還特別認真地交代：

「這個藥每一天晚上只能夠吃一顆喔！」

奶奶開心的吃了，晚上也睡得安穩，所以她並不需要安眠藥，只要有心理作用就足夠了。

這些戲碼經常在我身旁上演，主角有男有女，演員包含家屬、醫師、藥師等，有時還要動員左鄰右舍、親朋好友協力演出。在我心中，這是一齣齣感情豐沛的戲碼，主題都是愛。因為愛，所以願意大費周章來騙你，只要對你的健康有幫助，我願意一直哄騙你，讓你開心。

乃菁醫師小教室　　　　　用演戲來鼓勵洗澡、喝水

長輩沒有那麼難懂，只要將心比心，就會發現大家都一樣，沒有人喜歡被指責，被說「那樣不對，這樣不可以」。如果每次提出要求得到的答案就是「好、可以、沒有問題」，他們一定會開心、會感受到被愛。所以長輩如果真的很想做某件事，與其阻止，不如想辦法把他想做的事變安全且可行，結局就會皆大歡喜。

吃藥這件事也是同理可證。與其責怪長輩愛逛醫院或亂買成藥，不如先請專業醫師來確定身體有無異常，有沒有老年憂鬱的問題，再進一步設法解決藥物過量的狀況。這些問題絕對不是光說

「你這樣不對，又沒有病，幹嘛要吃那麼多藥」能解決的，而是要設法在他能理解的範圍內，制定出一套合理的劇本，讓患者願意跟著改變。

　　同樣的精神，也可延伸到患者不喜歡做的事，例如常見的「抗拒洗澡」，我們不要勉強他一定要洗，更好的方法是「大家一起來演戲」，告訴他等一下要去拜拜，所以要先清潔身體，或是有新衣服要試穿，要先去洗澡等等。甚至是長輩常有「不愛喝水」這件事也可以來個演戲大作戰，許多長輩味覺退化，不喜歡喝白開水，那麼我們就加點檸檬汁試試看，或者一起玩遊戲，把開水當酒來互相划拳，誰輸了誰就要喝一杯，這樣喝水不但沒有壓力，還可以很歡樂呢。

因為愛，
所以帶你搬回老家

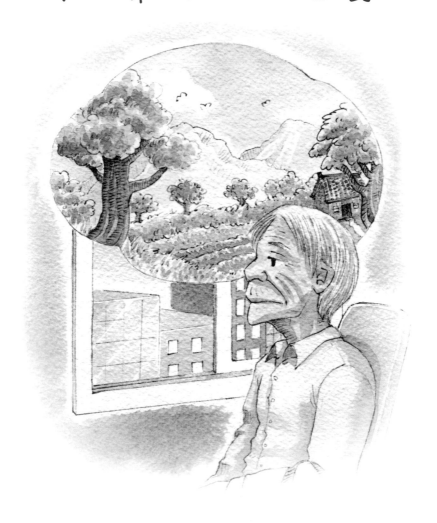

變動有時候是好的。例如帶著長輩出外遊玩、接觸人群、延緩退化，或者改變家中衛浴為無障礙設施，方便輪椅進出，為將來長輩的照顧問題提早作準備。但有一種改變總讓我提心吊膽，很怕兒女的孝心用錯地方，反而「好心辦壞事」，對長輩和家屬都造成傷害。施伯伯就是這樣的例子，他可真讓我印象深刻，因為連見上一面的機會都沒有，他就把我嚇出一身冷汗。

「陳醫師，施伯伯不見了！」

半夜中我接起電話就聽到護理站傳來緊張的通報，當下我一頭霧水，想說我怎麼對這個名字一點印象都沒有。原來他是夜裡緊急收進來的病人，我連查房都還沒能做，就動員家屬和

同仁開始找人，還好約莫十二小時之後，警察在路邊發現遊蕩的老先生，將人帶回病房才解除警報。伯伯竟然不吃不喝的從午夜時分一直遊走到隔天下午四點。

還好，人找回來了。接下來就是我的工作。我找了家屬坐下來，細細問起為什麼將施伯伯送來住院。原來施伯伯過往都在台東和孫子一起居住，他雖然年紀有了，但生活起居都算正常，甚至可以為孫子準備三餐、維持基本生活功能。

只是孫子總會長大，考上大學後要離家去住校，而施伯伯的兒女也因為工作關係早已在高雄落地生根，孝順的他們捨不得老父親在台東鄉下獨居，便邀請他來高雄居住，好就近照顧。沒想到才住沒幾天，施伯伯就開始

「亂」。首先是日夜作息顛倒，很快的惡化成不吃不睡還想出門到處跑，家屬被鬧得沒辦法，趕緊送來住院，卻是第一天夜裡就發生走失事件。

我一聽，心裡就有了答案。首要任務不是急著判斷認知症病情，而是先讓施伯伯有固定作息，晚上不要再跑走。因為之前發生遊走了十多小時的狀況，當晚有吃也有睡，並且一覺到天亮。於是，我請家屬陪同施伯伯在醫院中走路，我們醫院夠大，足可讓他早上走四小時、下午再走四小時，白天沒機會躺著的老人家，一到夜裡累得倒頭就睡。持續這樣走動後，施伯伯的胃口回來了，飲食、睡眠也都回復正常。被嚇壞的家屬感覺像是揀回了老父親，馬上接受我的建議讓父親搬回台東老家居住，但

也安排了照顧者一同起居，避免意外發生。

施伯伯是從鄉下搬到城市後不適應的案例，但遠距離絕對不是造成長輩認知混亂的唯一因素，潛藏在腦裡的認知功能部分退化也扮演一個重要角色，只是更換居住地成了誘發因素。我的另一個患者陳阿公與家人可是在高雄居住一輩子，他的子女考慮父母年紀大了、體力衰退，長久居住的透天厝要爬樓梯總是不方便，於是在老家附近買了大樓，位於澄清湖邊的豪華居所，有美麗的裝潢和完善的保全。

陳阿公當初對子女的孝順舉動也是非常開心的，但可能是尚未認清自己內心真正的想法，也或者是不好意思拒絕子女的好意，或其他我們不知道的因素，總之，陳阿公住著住著就開

始整個人都不對了。家屬送阿公到醫院做過認知症的檢查並配合用藥，但藥物帶來的副作用會讓阿公的腳抽筋，只好先暫停吃藥。這期間他整天躺著，身心快速的退化，還有些微的中風和脫水症狀。

我先透過到宅醫療的方式看診，再來就是建議住院檢查，同時讓體力和神智都能回復。我考慮前因後果，判斷阿公是因為搬家的關係，才有這樣的變化。於是我好好對家屬解釋，長輩的確有可能因為居住環境變動而產生混亂狀態，陳阿公的兒女二話不說，立刻安排爸爸搬回老家居住，一句話都沒有提為了新家花了多少錢、做了多少裝修。

我常想起一句話：金窩銀窩不如自己的狗窩。在晚輩眼中，老人家的居住環境有時候真

的不是最理想的，但我們要考慮那是他最安心的地方，對認知症長輩來說更是如此。加上人年紀大了，對新事物的接受程度沒有年輕人那麼好，有時候變動程度大到超過身心負荷卻不自知，就會發生混亂狀況了。

　　我會建議家屬，讓長輩住在他安心的地方，若真要改變，盡可能讓他慢慢適應，不要急著一次就做完。這一點也適合用在認知症長輩的照顧上，若我們想要改裝家中環境好方便處理未來的照護問題，那麼建議在長輩還是輕度的時候就動工，而且要記得好好跟他說明、一起討論，給他足夠的心理準備時間，那麼我們就不會好心辦壞事了。

當長輩身體一出狀況，家屬往往緊張得想要改善環境：是不是需換有電梯的大樓？浴室要裝扶手嗎？好多個居家改建的問題都浮現腦海，有時候會讓我們忘了長輩的心情：長輩是會念舊的，而念舊不只是捨不得丟掉舊東西。我們都知道無障礙空間以及居家環境改造很重要，但是，對於長輩來說，一點一滴的改，讓他一點一滴的適應才是最好的方式。

對認知症長輩來說，劇烈的環境變動更容易引起心情上的不安定，所以若有可能，趁狀況還輕微時就做改變，好過後來中度時再來改變。而若

需要改變環境，以下幾點建議提供大家參考：

1. **空間要明亮**：長輩的視力會逐漸退化，若家中光線不足，窗簾的飄動看起來就會陰影幢幢，造成長輩心裡的不安，也會帶來危險。

2. **整理出安全的動線**：認知症長輩有時會有遊走的行為，那麼我們要記得把物品擺放整齊，地上不要有物品堆積讓他們一不小心就被絆倒了。遊走的走道旁也可以擺放家人的照片，或者長輩喜歡的物品，幫助他辨別當下的環境，也能促使他在行走過程中稍微停下來觀看，乘機休息一下。

3. **調整從沙發、床到廁所的距離**：長輩會因為怕來不及上廁所而少喝水，或者感覺尿意了

而快走，怕趕不及到廁所而尿濕褲子，所以
更好的方式是調整距離，比方把床和沙發這
些長輩較長時間使用的物品，移動到離廁所
近一點的位置，或者購買可擺放在床或沙發
邊的便盆椅，輔具的使用的確可以幫助照顧
工作輕鬆一點喔。

因為愛，
所以演起孟母三遷

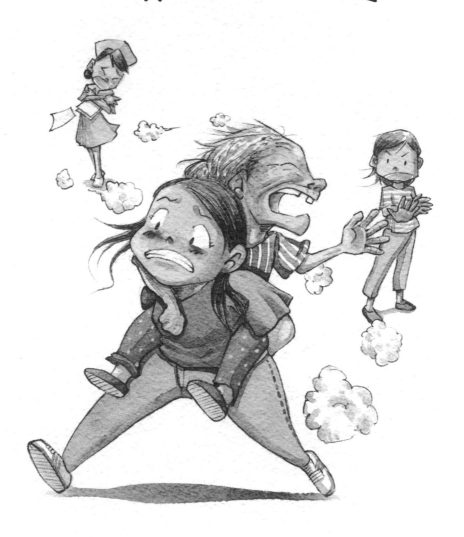

為人父母者對生活環境非常敏感，買房或租房時考慮的不只有價位，更願意為了孩子的就學問題搬好幾次家，根本就是現代版的孟母三遷。但這可不是養孩子的中年人獨有的問題，照顧長輩也是如此啊。阿秀的故事就是最好的例子。

阿秀媽媽是認知症中度患者，長年來都是阿秀在照顧。阿秀書讀得不多，但很懂得照顧認知症患者，在政府大力推廣失智社區據點的建立後，她積極的安排母親白天到據點參加活動，延緩退化。我和阿秀媽媽的認識就是因為承接了失智共同照護中心的計畫而開始的，由中心協助阿秀尋找適合的據點，好安排媽媽去參加活動。

我們從地緣最近的地點開始，沒想到阿秀很
快就被要求帶媽媽來醫院看診，原來阿秀媽媽
有雙「魔手」，常以迅雷不及掩耳的速度觸摸
旁人的胸部，甚至會啪一聲利落解開胸罩的背
扣。這種不當觸摸的問題在認知症患者身上很
常見，幸好阿秀媽媽是女性，至少不會像男性
長輩觸摸女性工作人員那樣引起巨大的反感，
但這樣的行為到底是會惹人討厭的，於是有些
工作人員期望透過開藥來讓阿秀媽媽的手不再
作怪。診間內的我又好氣又好笑，先不說阿秀
不希望媽媽透過吃藥來調整行為，現實上也沒
有一種藥吃下去手就不會亂摸的啊。

　　阿秀那天沒拿什麼藥就回家了，沒想到隔週
我又見到阿秀媽媽了。這次可真熱鬧，小小的
診間湧進來五、六個人，原來是大家以為是阿

秀沒有把狀況說清楚，於是一起來診間七嘴八舌急著對我描述大家被「魔手」折磨的現象。我聽是聽了，當然還是兩手一攤說真的沒有這種藥可以一顆下去就阻止認知症患者亂摸的。

　　不久，我聽說阿秀讓媽媽換到另一個失智據點，離家是遠一點，但期望工作人員可以接受媽媽。很可惜，阿秀媽媽的「魔手」讓她再一次被「退學」。阿秀難免挫折，但心態上還是努力保持樂觀。

　　「這不是大問題啊，」她說：「我媽媽從以前就這樣啊。」我好奇問起來，發現阿秀媽媽的確因為認知症而有好幾年的「魔手」問題了，所以只要阿秀一出門就會緊緊牽著母親的手，主要是控制她不會亂伸出手觸摸旁人，同時也可以確保她不會跌倒或走失。只要她一伸

出手，阿秀會認真的告訴她「不可以」，這的
確能降低媽媽亂摸行為的發生率。若是媽媽還
是忍不住伸出空出的手摸了旁人，阿秀就會
代替媽媽立刻道歉，她的態度很誠懇，「受害
者」看到老太太天真的神情、理解她是認知症
患者，往往能夠原諒。

　　「所以應該是失智社區據點的夥伴，要找
到好方法來應對啊！」我心中這樣想，但自知
不能急，也無法用強迫的方式來逼迫長輩和據
點，真的要雙方都心甘情願才行。在長照領域
這麼久，我真的相信被照顧者和照顧者間真的
有奇妙的緣分問題，也許阿秀媽媽就是還在等
待緣分吧，總會有一個對的據點可以讓她去
的。

　　於是失智共照中心的夥伴與阿秀繼續嘗試，

第三次換的據點離家更遠了，但或許是中心個管師、阿秀和據點夥伴三方的持續努力終於開花結果，也可能是阿秀媽媽的「緣分」終於到了，這次她沒有再被「退學」。我好奇問起來新據點如何應對「魔手」的問題，得到的答案讓我大笑出來。

原來新據點超有創意，他們先把工作人員教好，讓大家知道這是認知症患者常見的問題行為之一，每回發生了魔手事件，工作人員就會認真但溫柔的告訴阿秀媽媽：「這樣不好喔。」根本的解決之道還是要讓阿秀媽媽的雙手忙碌，於是工作人員設計了許多活動，例如畫畫、摺紙、運動等等，總之就是要讓她的手一刻也不得閒，各式各樣的有趣活動佔據了長輩的心思，她也就沒有機會想要亂摸了。

　　阿秀帶著媽媽「三遷」據點的過程讓我好佩服，最後能有這樣的好結果，首先要歸功於阿秀對媽媽的愛。因為愛，所以寧願多嘗試也不放棄，堅持下去，才會有對的地方提供對的照顧方法。再來，當然是據點夥伴的不放棄，願意以正面的心態迎接挑戰、找出對的方法來解決問題。

　　或許被照顧者和照顧者雙方都在等待著見面的那天，就像軌道上的星群在茫茫宇宙中繞行，持續往前走，我們就會找到彼此。

隨著政府政策的推動，愈來愈多人知道可以讓認知症長輩在白天出外活動。有外出活動，就可以避免白天時沒事做而昏昏欲睡，一旦睡太多，晚上精神好反而睡不著，長期下來日夜顛倒，對自己的健康和對家屬的照顧工作都沒有幫助。

目前長輩白天可去的地點也不少，依照健康狀況會有不同的限制，也會因所提供服務內容而有費用上的差別，我舉幾個常見的讓大家可以有個概念，若需要使用時可以先去參觀和諮詢，為長輩找到最佳地點：

1. **日間照顧中心**：簡稱日照中心，常被視為長輩版的幼兒園，但其實裡面提供的活動很多，從基本的供餐和洗澡外，還會引進專業人員帶長輩一起做活動，比方懷舊活動、肢體復健、藝術創作等等，很適合長輩前往，讓家屬可以安心上班，長輩則在中心內交朋友、維持正常的生活作息。

2. **C 級巷弄長照站**：統稱社區據點，政府在社區中善用活動中心等處來設置社區據點，有些據點活動量大，每天都有活動安排，有些據點則數天一次，也常發揮巧思，將附近的長輩集合起來，一起進行課程或表演，日久了也會安排出遊活動，對延緩退化頗有幫助。

3. **失智社區服務據點**：考慮失智和失能長輩在活動參與上，還是有程度上的不同，於是近年來政府也大力推動失智社區服務據點的設置，精神和上述的社區據點相差不遠，都是期望藉由鼓勵長輩走出家門，一同到據點來參與活動，以及促進認知功能的提升幫助家人可以安心上班，長輩的狀況能得到改善。許多失智據點也會貼心的為照顧者舉辦支持性活動，也積極將外籍看護納入支持系統，讓更多照顧者都可以獲得喘息的機會。

因爲愛，
給你最大包容

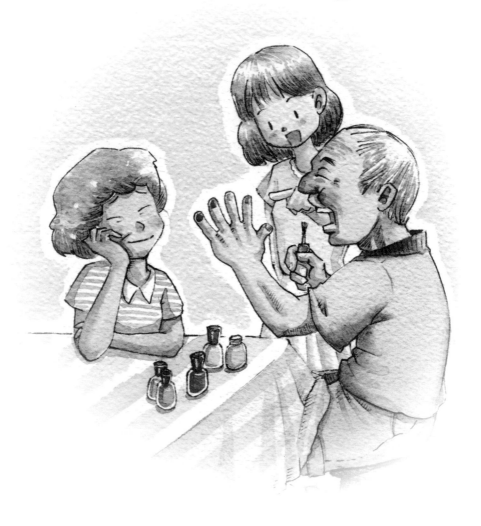

做為一個認知症醫師，我針對這個病症所做的演講多到數不清，聽眾從普羅大眾到專業醫師，內容從廣泛淺顯到醫學專業都有。從聽眾十幾人講起，不知不覺講到了好幾百人的場地，想來這也是高齡化社會下產生的需求，所以不管人數多少，我都願意去講。愈是沒去過的地方、愈是沒接觸過的族群，我愈愛去講，因為我相信多一個人聽見，就可以早一步把認知症患者找出來，就算家中沒有患者，理解認知症的聽眾也能在日常中與患者相處時多給一分包容。

也因為這樣的理念，我在演講時，總會展示一張照片。這張照片是一雙手，左手每根手指頭上分別塗抹了不同顏色的指甲油，五指張開時真是五彩繽紛、非常美麗。接著我請聽眾猜

猜為什麼我想給大家看這張照片，馬上就會有人恍然大悟的說：「這是男人的手啊。」

對，這雙手的主人是一位六十出頭的男性。沒錯，認知症病並不是老年人的專屬疾病，國內外都有早發性（或稱年輕型）認知症患者，可以早到四十幾歲就發病。通常說到這裡聽眾都會悚然而驚，本來想是為了上一代的照護問題而來的健康講座，突然間距離一下拉近到自己的身上，大家不約而同的聚精會神起來，怕是自己比父母更早有病發的可能。

我開始說起指甲油阿伯的故事。他是早發性認知症患者，起初是被太太帶來診間。

「醫生，我尪甘那怪怪……」他太太對我說起先生的變化。雖說常年來家裡沒什麼人管得動這位一家之主，他可說是都過得自由自在，

但他也不能自由到四處搭訕啊！比方他會到咖啡廳說和人有約，但等半天後，根本沒有人出現。電話簿中記滿好幾個陌生人的電話，但打過去卻根本沒有這個人，甚至好多是空號。更怪的是他會跑到高中門口追著高中生要電話，難怪被人家當成怪叔叔！

做太太的愈說愈多、愈說愈大聲，做先生的聽在耳裡，臉色也愈來愈難看，眼看要情緒爆發了，我趕緊跟太太說：「這樣吧，妳先外面坐一下，我和妳先生單獨談談。」

但要談什麼呢？還沒什麼想法的我先拿出一張白紙：「阿伯，來，你先寫你家地址。」

阿伯順從的伸出原本放在桌下的雙手準備寫字，手一放上桌面我就被吸引住了。

「哇，你擦指甲油喔，蓋水喔！」

「醫生你也這樣覺得吼？」阿伯的神情馬上亮起來。

「阿伯，借我拍照好不好？」

「可以，但是你不能拍到我的臉喔。」

咦，這就有趣了！指甲油阿伯看來還是知道，他這個年紀的男性通常是不會這樣做的，看來基本的判斷能力還是有的。阿伯大方讓我拍他五顏六色的手指，熱切的繼續和我討論：

「醫生，你最喜歡哪隻？」

我認真看了一輪，點出左手食指。

「這個顏色不錯！」

就這麼剛好點到了阿伯最尬意的顏色，於是他眉開眼笑的說自己買了三十瓶指甲油，又熱切的伸出手告訴我這個顏色是他自己買的指甲油，其他手指擦的是從太太梳妝台上拿來的指

甲油，或者是從女兒那裡「借」來擦的顏色。

那天指甲油阿伯開開心心的回家了，我為他安排了後續的診斷和持續治療與追蹤的流程。一段時日後他又來到診間，這回陪他來的是女兒。我注意到阿伯手指指甲上乾乾淨淨的。

「阿伯，你不擦指甲油了喔？」

「欸，不擦了。」

看來擦指甲油的階段過去了，我心中這樣猜想，繼續問：「那你買的那些指甲油呢？」

阿伯努力想要回想他怎麼處理那些瓶瓶罐罐，卻神色茫然，一旁的女兒馬上提醒他：「你都給我了啦。」

女兒的神情很淡定，彷彿擦指甲油這件事是天下所有男性都會做的每天日常，有擦時不需要大驚小怪，不擦也無需緊張煩惱。看著阿伯

的家屬，我為他慶幸，說真的，認知症患者最
寶貴的就是有接納他的家屬，我相信指甲油阿
伯的太太和女兒就是這樣，才能讓阿伯這麼自
在的做自己。

　　但這樣的包容可不是放棄，以阿伯的太太
來說，她能一口氣列舉出先生那麼多的怪異行
為，一定花了好多時間緊跟在身後，一方面想
要了解，同時也想保護他的安全，才能觀察到
這麼多的狀況。做太太的老是跟緊緊，一定會
被先生討厭，她能堅持進行，又讓先生保有自
我，不管這些事在外人眼裡看來有多怪異，讓
他還是能維持這些讓自己開心的事情，直到主
動喊停為止。

　　這就是一種幸福，不是嗎？我看見母女兩人
對這位一家之主的支持，相較於學者專家，她

們或許說不出太專業的照顧理論或諮商心法，但本著對家人的感情，做到了認知症照顧上面最重要的概念：因為愛他，所以包容他。

　　不論你是不是患者，你都是我的家人，所以我愛你，為你挺身而出，為你不在意外人眼光，只要你快樂，我願意包容。

乃菁醫師小教室　　　　　　　　　　　　　　　清潔問題

認知症的患者不全是記憶衰退的問題，有時候是靠奇怪行為的發生才讓大家驚覺他生病了，若家屬沒警覺，誤以為這些行為是因

為退休後空虛感、或者是更年期賀爾蒙異常而造成，就可能錯過了提早就診的機會。所以當我們發現家人變得跟過去很不同時，最好多觀察其他方面是否也不一樣的地方，幫助患者就醫。

當然若是因為認知症引發的行為，最難得的就是家屬依然給予發自內心無歧視、無偏見的包容，這樣的愛很不容易，若又懂得順勢而為的照顧方法，那就更不容易了。

舉例來說認知症患者常有不洗澡、不刷牙、不洗臉的問題，背後真正的原因可能是他已經忘記了該有的動作和步驟，所以常發生進浴室什麼都沒做，卻走出來堅持已經洗過了的狀況。如果前提是因為記憶的退化而忘記了，我們可以考慮更

換物品為患者記憶中慣用的，比方對現在的阿公阿嬤來說，蓮蓬頭是後來才有的東西，當他的記憶退回到小孩子的時代，可能就是用一個臉盆和一個水瓢來洗澡，又可能是年輕一代喜歡用沐浴乳洗澡，可是對阿公阿嬤來說，肥皂才是他認得的東西。

　　患者的記憶也可能有停留在某個特定的時刻，例如他習慣了用綠色的牙刷，那麼家屬一幫他換新牙刷、偏偏又不是綠色的，就會讓他產生混亂。所以我常建議家屬留心一下長輩是不是有固定使用的物品，或有特定喜愛的顏色，那麼下次要更新物品時，多留點心，就能降低抗拒行為的發生囉。

因為愛，
所以看見希望

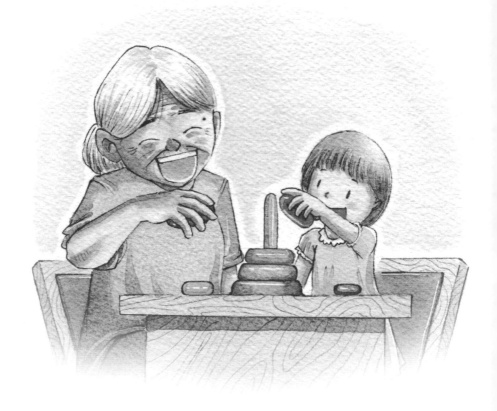

時至今日，認知症仍未有解藥，在短期可見的將來，藥到病除的可能性也不高，這當然是一種遺憾，可能也或多或少消弭了醫學界後進之輩選擇以這個病症為專業的念頭，但我都說：不要放棄，特別是在家屬都沒放棄的時候，我們更不能輕言放棄。接著，我會告訴他們柯小姐的故事。

柯小姐比起多數家屬都要再辛苦些，因為妹妹自出生就有情緒性問題，家裡就兩個孩子，她身為大姊，自懂事起就知道分擔家庭重擔。近年來，柯小姐的母親老了，但光年紀大應該不會造成反應出奇慢的問題，更怪的是，素來平易近人的母親突然變得沒有表情了。

在我的建議下，柯媽媽住院做檢查，這才發

現腦中有顆好大的腦瘤，腦瘤的壓迫影響到諸多身體功能，所以不開刀不行，但這個位置開刀特別有風險，會有什麼結果誰也不敢保證。做為家中的主心骨，柯小姐雖然決定讓母親開刀，但心裡其實也很慌。

開刀後的柯媽媽保住了命，但無法說話、也不會走路，有時即使女兒大力搖晃，她也毫無反應。柯小姐連哭的時間都沒有，等母親回到一般病房就立刻安排復健，復健師每天到柯媽媽的病床旁為她復健，醫院病房的日子住滿了就改住到地方醫院，依然不間斷的持續復健。

柯媽媽的狀況時好時壞，最壞的時候就是感染上肺炎，再送回長庚急診，馬上插管進入加護病房。好不容易出了加護病房，這次柯小姐一咬牙自費住院。

「錢再賺就有，媽媽就只有一個」她說。

於是柯媽媽除了有自己的病房，還有專屬台籍看護，語言相通加上熱情的與柯媽媽對話，給予了非常好的認知功能刺激，這期間復健師未曾間斷，家屬以不放棄的精神看護柯媽媽。

於是在開刀半年後，我親眼見到柯媽媽站起來走動，神色自若的對我打招呼：

「陳醫師，妳好！」

就像是見到一個活生生的奇蹟。我知道這不是憑空得來的，能有這樣的結果，完全是因為家屬不曾放棄，若是柯媽媽開刀後沒有反應的幾個月就被送到安養機構入住，很可能就錯過了黃金復健期，就再也沒有後面的一切了。

其實這些年來，我見到的不放棄精神不僅僅在家屬身上發生，也多次在新進的認知症照護

夥伴團體中長出來，特別是在我承接了高雄市失智共同照護中心的計畫後，職責所在，必須與院外人員有大量的互動，這期間我就見過不少據點主持人從無到有建立的過程。

以廖家夫妻來說，他們一開始對認知症的知識是零，申請失智社區友善據點計畫並非因為家族中有患者，可說純粹是順著上天的安排，憑著一股熱情就踏進來。我就對他們印象深刻，因為這對夫妻什麼課都來上，從最粗淺的認識病症開始，慢慢學會什麼是 AD8、怎麼應對問題行為、如何招募患者與家屬等。

他們放低身段，把自己歸零從頭開始，沒想到慢慢成為成長最快的據點之一。這個據點特別是在社區資源連結上有優秀的表現。他們後

來在經驗分享會上雲淡風輕的提起，一開始時也是挫折不斷，連去拜訪自己區域內的里長都沒得到反應。還好他們也不放棄，就從隔壁里的里長開始合作起，做出成果了，自己的里長反到自己跑來邀約一起合作。

　　據點本身位在教會，隔壁就是國小，廖家夫妻不受失智據點名稱所限，透過開設課程、舉辦活動將附近民眾不分男女老少都拉進來，於是有了幼兒課輔班、媽媽互助團體、長輩的認知促進活動、以及中年子女的教養兒女和照顧父母的講座，活動多元，甚至還與國小合作，一起吃營養午餐。現在每次到他們的場地進行活動時，我都會因為蓬勃的生氣而感動。坦白說，能發展得這麼好，是我一開始沒想過的。

　　看到夥伴的投入，當然也讓我想到自己，我愈來愈知道在認知症照護上，醫師再怎麼做都有限，若我們一天中看到患者就這麼一小時，為了這一小時，患者與家屬可能舟車勞頓、勞師動眾一整個上午，所以我們不能只看到這一小時，我們要更關心他們的其他二十三小時是如何度過的。

　　為人醫者的想法和說法，對患者和照顧者都非常有影響力，若不能給出最適當的指示，那就辜負了這個家庭對我的信賴。而要在適當時機給予適當的幫助，其實不容易，很多時候需要經驗累積，光讀書是沒有用的。比方我們背過的認知症十大警訊，其一就是容易忘記，但直到看診多年，我才領悟到「忘記」兩個字還包含太多程度上的不同：是忘記要吃飯？還

是忘記已經吃過了？忘了人名是忘了自己的名字？還是忘了孩子？或忘了朋友鄰居？每一個忘記，意義大不同。

更多時候，我們還需要社會文化的理解。比方說，我們的社會對男性有較多的寬容，所以中年到高齡的男子若是身體邋遢、不懂整理居家環境，常被輕易放棄要求，但也因此忽略這樣的混亂可能是認知症的警訊之一，導致男性患者很難在初期就被發現。又或者當我們都認為認知症患者容易迷路時，除了歸咎於病症，或許我們也可以想想，這個社會是否並不鼓勵向陌生人發問與求助的文化？如果我們教育孩子自小就發問，是不是在大家都老了時候，不論有沒有病症，都可以獲得更多的幫助？

　　能想到這些問題，要多虧這些年我透過政府計畫所得到的訓練。從零開始的計畫，萬般辛苦不見得都能得到同等回饋。很多時候，我要安慰自己：今日看似回到原點的事情，也許不是做白工，而是栽下了一顆種子，哪天土壤解凍了，種子自己準備好了，花還是會開出來的。那麼在開花之前，我，就如同家屬和地區夥伴一樣，每天一點一滴做我能做到的事情。

　　比方，現在我看診時，都會再多問一句：

　　「你們長照資源用得怎麼樣？」

　　那天也就是這句話，家屬滿腔怨言終於說出來，她告訴我平日是她這個做女兒的顧白天、晚上換大嫂，老婆婆在女兒和媳婦的努力下頗有進步，而照管專員覺得既然進步了，那麼政府提供給家屬的喘息時間就可以縮短。

我們的照專同仁也是照章辦事，想把有限資源分配到有需求的家庭上，但她沒有考慮到照管專員上班時間都是白天，自然看見的都是日間認知症患者較穩定的時候，所以對夜間照顧的大嫂來說，服務時數上的縮減簡直是對她們良好照顧的懲罰。

於是大嫂把老婆婆夜間的混亂狀況記錄下來，請女兒帶到診間給我看，我立刻明白，這既是認知症問題，也是文化問題，馬上請同仁與照管專員連絡，好好說明狀況。照管專員學到了一課，立刻把時數調整回來，成就一個醫療與照護良好銜接的例子。

這就是我的位置。穿著白袍坐在認知症照護網絡的銜接點上，我學會每個人都有不同的面

向，每件事都有不同的看法，千萬不能只停留在表面。為人醫者，要有開放的心，不要有成見，也不要試圖去找一個標準答案，畢竟我們處理的是人，認知症更是因人而異的疾病。

現在台灣認知症的照護正在萌芽期，混亂在所難免，許多事情都只能靠第一線人員且戰且走，但大家朗朗上口的金玉良言還是要記得的：「這是最好的時代，也是最壞的時代」以及「萬物皆有裂痕，但那是光透進來的地方」。所以無論好壞，我都對未來保持樂觀，因為我總是看見光，我看見家屬還在這裡，照護人才持續累積。

我看見希望，我相信我們一起努力就能走到更光亮的地方。

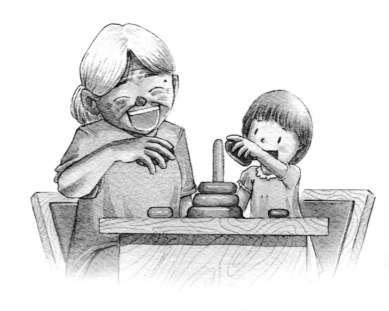

因為愛，所以看見：
從失智到高齡退化照護，學習以勇氣面對

作　　　　者／陳乃菁
文　　　　字／劉盈慧
插 畫 繪 圖／康宗仰
責 任 編 輯／華　華
美 術 編 輯／葉若蒂
企畫選書人／賈俊國

總　編　輯／賈俊國
副 總 編 輯／蘇士尹
行 銷 企 畫／張莉榮・廖可筠・蕭羽猜

發 行 人／何飛鵬
法 律 顧 問／元禾法律事務所王子文律師
出　　　　版／布克文化出版事業部
　　　　　　　台北市中山區民生東路二段 141 號 8 樓
　　　　　　　電話：(02)2500-7008　傳真：(02)2502-7676
　　　　　　　Email：sbooker.service@cite.com.tw
發　　　　行／英屬蓋曼群島商家庭傳媒股份有限公司城邦分公司
　　　　　　　台北市中山區民生東路二段 141 號 B1
　　　　　　　書虫客服服務專線：(02)2500-7718；2500-7719
　　　　　　　24 小時傳真專線：(02)2500-1990；2500-1991
　　　　　　　劃撥帳號：19863813；戶名：書虫股份有限公司
　　　　　　　讀者服務信箱：service@readingclub.com.tw
香港發行所／城邦（香港）出版集團有限公司
　　　　　　　香港灣仔駱克道 193 號東超商業中心 1 樓
　　　　　　　電話：+852-2508-6231　　傳真：+852-2578-9337
　　　　　　　Email：hkcite@biznetvigator.com
馬新發行所／城邦（馬新）出版集團 Cité (M) Sdn. Bhd.
　　　　　　　41, Jalan Radin Anum, Bandar Baru Sri Petaling,
　　　　　　　57000 Kuala Lumpur, Malaysia
　　　　　　　電話：+603- 9057-8822　　傳真：+603- 9057-6622
　　　　　　　Email：cite@cite.com.my
印　　　　刷／韋懋實業有限公司
初　　　　版／2019 年 9 月
　　　　　　　2019 年 9 月初版 5 刷
售　　　　價／新台幣 320 元
Ｉ Ｓ Ｂ Ｎ／978-986-5405-08-3

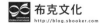